14

新 知
文 库

XINZHI

Je ne suis
pas un assassin

我不是杀人犯

［法］弗雷德里克·肖索依 著　孟晖 译

生活·讀書·新知 三联书店

图书在版编目（CIP）数据

我不是杀人犯／（法）弗雷德里克·肖索依著；孟晖译. —2 版.
—北京：生活·读书·新知三联书店，2018.6 （2018.10 重印）
（新知文库）
ISBN 978－7－108－06282－6

Ⅰ . ①我…　Ⅱ . ①弗…　②孟…　Ⅲ . ①死亡－方法－研究
Ⅳ . ① R-052

中国版本图书馆 CIP 数据核字（2018）第 077742 号

责任编辑　徐国强
装帧设计　陆智昌　康　健
责任印制　徐　方
出版发行　生活·讀書·新知 三联书店
　　　　　（北京市东城区美术馆东街 22 号 100010）
网　　址　www.sdxjpc.com
图　　字　01-2018-4002
经　　销　新华书店
印　　刷　河北鹏润印刷有限公司
版　　次　2008 年 11 月北京第 1 版
　　　　　2018 年 6 月北京第 2 版
　　　　　2018 年 10 月北京第 3 次印刷
开　　本　635 毫米 × 965 毫米　1/16　印张 9
字　　数　120 千字
印　　数　13,001－18,000 册
定　　价　28.00 元
（印装查询：01064002715；邮购查询：01084010542）

新知文库

出版说明

在今天三联书店的前身——生活书店、读书出版社和新知书店的出版史上，介绍新知识和新观念的图书曾占有很大比重。熟悉三联的读者也都会记得，20 世纪 80 年代后期，我们曾以"新知文库"的名义，出版过一批译介西方现代人文社会科学知识的图书。今年是生活·读书·新知三联书店恢复独立建制 20 周年，我们再次推出"新知文库"，正是为了接续这一传统。

近半个世纪以来，无论在自然科学方面，还是在人文社会科学方面，知识都在以前所未有的速度更新。涉及自然环境、社会文化等领域的新发现、新探索和新成果层出不穷，并以同样前所未有的深度和广度影响人类的社会和生活。了解这种知识成果的内容，思考其与我们生活的关系，固然是明了社会变迁趋势的必需，但更为重要的，乃是通过知识演进的背景和过程，领悟和体会隐藏其中的理性精神和科学规律。

"新知文库"拟选编一些介绍人文社会科学和自然科学新知识及其如何被发现和传播的图书，陆续出版。希望读者能在愉悦的阅读中获取新知，开阔视野，启迪思维，激发好奇心和想象力。

生活·读书·新知三联书店
2006 年 3 月

目 录

我不是杀人犯

献给我的父亲泰德
献给玛丽—克里斯蒂娜

序言

　　一位母亲，为了她痛苦而无望治愈的儿子，不惧挑战法律与道德，以给予他那被他所热望的死亡。这是一个极端的现代悲剧，是震撼了整个法国的一个事件，标志着时代的变化，迫使人们思考，并促动了我们的立法的改进。一位医生克服了自己的疑虑，在玛丽·安贝尔之后，完成了那最终的、解放的动作，而本书就是关于这位医生的经历，对相关事件进行了最详实的讲述。

　　您在掩卷之时不会无动于衷的。

　　在这里，一个人的历程始终都在与他所面临的危险做着较量。在2003年9月的一个早晨，身为急救医师（这是一种对抗一切危险的行业）的弗雷德里克·肖索依决定，为因瘫痪而关锁在自己身体之棺中的23岁的年轻人樊尚·安贝尔的痛苦做一个终结。这对我们所有人都造成了震撼，突然之间，所有的政治争论都显得苍白无力。在不自觉之下，贝尔克医院的这位医务业者迫使法国通过了一项关于生命之终结的法律。

这位医生的职业履历是清白的。您将会读到关于一个诚实的人的生活的讲述，并为之动情，正是他经历的那些幸福、不幸以及让其履历生辉的正规培训，把他导向那解救与同情的行为，导向那个最终的决定。谢谢您，肖索依医生。

取胜的并不是死亡，而是生命。年轻的瘫痪患者想要死去，却没有这个权利。他要表达这个要求，都只能依靠其右手拇指难以分辨的动作。樊尚·安贝尔四肢全瘫，失明并且口哑，却凭着顽强和毅力获得了胜利。他有权获得我们的感激。无论造化还是神意都不肯恩准他摆脱其肉身的棺木的愿望，于是，帮助他离去的是那个最爱他的人、他的母亲，为此她挑战了法律，这恰恰是至爱的行为。这位妈妈挺身跨越法律与社会禁忌，从而进入了医学的历史。走到生命尽头的病人们都欠她很多。未来的法律也将变得更为温柔。

死是生的组成部分，医生们尽一切可能让人趋生避死，但最终还是得承认这一点，因为他们对此最清楚不过。弗雷德里克·肖索依医生选择了越雷池一步。他不仅做出了实际行为，而且还公然承担责任，于是，他的这个不合乎法律的行为就引发了诸多的后果。

既然已经无能为力了，就卸掉呼吸机，停止人工辅助，对这类做法，人们充满了疑虑，也不愿多谈。从事这种行为的医生或医护团队会惹上凶杀调查，因此几乎都不希望公开地触及这个话题。我们把这一做法称为被动性安乐死。我憎恶这个词汇。让我们还是谈论帮助，谈论陪伴，谈论生命的终结吧。

自这位年轻人之死以来，很多事情都发生了改变。一个由国会议员组成的考察组在向众多专家进行听证之后，已经完成了一件引人注目的工作。虽然病人的意见、病人团体的代表们的意见仍然不能被充分地听取，不过，这已经是一个非常巨大的进步了。医生的意志凌驾于病人意志之上的情况还在继续，但是，毕竟，仅仅在樊尚·安贝尔去世一年之后，新法律的提案便得以面世，这实在是创立了纪录。

然而，遗憾的是，还是没有能够走得更远一点。对于那些极端的案例来说，人们应该首先研究并尊重病人的愿望。在新提交的法案的文本中，病人的愿望并不具备关键价值，依然是依靠医生来确知何者是对病人最好的决定，包括在生命终结的问题上也是如此。这一规划明显地保护医生。担负起生命终结之责的医生们能够受到保护，这当然非常之好。相关决定必须要在合议制的方式之下做出，这也非常之好，但是，这项由议会提出的法案并没有解决全部问题，在新生儿重症监护当中所发生的问题依然存在，同样，某一个没有能力终结自己生命的樊尚·安贝尔所引出的问题也依然没有被触及。

还需要等待一段时间，才能达成一种社会性的一致，赋予人们选择死亡的权利。关于尊严的观念，甚至关于自由的观念，都不能成为足够的理由。那么，如果以痛苦的名义，从而让个体，让人，而非有时必须加以动摇才能推动其向前的社会，成为其终点的唯一决定者，如果这样，是不是会让行动变得更容易？

这本书现在就在您的手中——您可以对这些问题做出裁决。

贝尔纳·库什内

引子

　　一开始，什么也没有发生。沉寂一点点地取代了我刚刚卸除的仪器所发出的轻微噪声。在荧屏上，指示灯的闪烁停止了。上午的阳光弥漫在绿色调的房间里。通过窗子，我望向天空。我避免把视线下移。我不想看到密密匝匝挤在停车场上的那些记者、直播车、抛物面天线。我只想待在自己所在的地方，集中注意力于自己该做的事情上。

　　我非常用心地观察着平躺在床上的那个年轻男人。他的颧骨突出，双眼紧闭，面容憔悴，被痛楚折磨得双臂蜷曲、两手也扭得变形。一动不动，毫无生气，遗失在昏迷之中。我等着他的反应。

　　不需要多久，他就开始喘气。他那已然毁掉的机体在最后一次的条件反射当中为抵抗死亡而挣扎着。通过断续的细微的喘息，他想要找回呼吸，但很难做到。

　　连接在他手指上的检测器传达出了第一个警示信息——氧的饱和度在下降。这是当然的。他愈是呼吸不畅，提供给血液的氧就愈加减少。

　　他既无法呼吸，也无法停止呼吸。不再有仪器代替他把呼吸完成，而他也不能单凭自身就做到这一点。我明白，结局将不可避免。他将会发生变化，皮肤泛起青色，一点点窒息，然后死于缺氧。我还明白，这个过程会持续几十分钟。也许需要半个小时，也许甚至更长……

　　我作为医生的任务就是帮助他。我将这样做。

　　在 10 点 47 分，心脏停止了跳动。

　　樊尚死去了。

　　这正是他所愿望的。我只是帮助他摆脱掉他的监狱。我希望，这一举动不会把我自己送进监狱，面临无期徒刑……

一

"就这样"活着

再过几个月，这个男孩就会长到与我的大儿子法比安一样的年龄。

已经是三年前的事了，2000年，在一条乡间小路上，樊尚的汽车冲到了一辆卡车之下。当时他正在回家的路上。没人清楚究竟是怎样的过程，他甚至开得不太快。他是个志愿消防员，消防中心的伙伴们花了一个多小时，才把困在车中的他解救出来。经过九个月的昏迷，他的右拇指有了活动。还需要再过六个月，才能让他有意识地动弹这根右拇指，至此，也就是他所达到的极限了。才23岁，身体却如同一具棺木，失明，无法发出声音，彻底瘫痪，却经受着持续的痛楚，并且将终身如此。只有一根右拇指能动……

当意外事故的伤者来到我们这个部门，命系生死一线，能帮助他们牢牢抓住那好的方面，这构成了我职业中美好的部分。日复一日，一个星期又一个星期，为了他们恢复各种生理功能，那真是一场激烈的竞赛。有了信心，又失去了信心，再次有了信心，每一个进步都被当做胜利来品味。第一次睁开眼，第一次做出动作，第一次发出声音。迈向生活的第一步，那崭新的、几乎失去却竟被抢回的生活！

然后，那一刻到来，他们的状态足以离开了。离开我们这个部门之后，他们还不能直接回家。我们把他们迁往复健部或者康复部，在那里，他们要重新学习如何生活。他们要在那里度过几个月，有时甚至是几年，重新学会讲话、吃饭、移动身体。学习用其他方式来挪动自己，有时必须借助器械生活下去。漫漫长途摆在他们面前，但，他们活着。真正地活着。这意味着，他们能够交流，制订规划，开始或者重新开始，前行，满怀希望，取得进展。

我的职业的另一部分，是再多的努力也无用的时刻。是他们摇摇滑向死亡，却无法阻止的时刻。受伤太重，病得太重，生命力被耗尽。只能眼睁睁看着他们沉落。他们滑坠，滑坠，我们却无能为力。徒劳地尝试了一切手段，却还是不足以发生作用。我们与他们一道尽所有可能地抗争。可还是不行。

来到我们这里的患者当中，每五个人中，就有一个没能活着离开。放弃总是残酷的，但事情就是如此，对此我很明白。我们所有人都明白这一点。而我们唯一能为他们做的事情，就是注意不要做无谓的坚持，任他们离去。在事已如此的时候。

我们不是一个以执著为目标的部门，而是重症监护部门。我经常如此告诉那些焦虑的家属，以便让他们安心。我们的职责之中，也包括知道何时停手。虽然是为了拯救生命才创造出这个职业，但是，有些时候，就是得接受生命从我们眼前流逝。

然而，最艰难的部分还在后头。有些患者既不能摆脱魔掌，却又不能死去。就像樊尚一样，他们被从鬼门关前硬抢回来，但是，谁也无法确定，其意识将能清醒到怎样的程度。在某些情况下，他们再也没有清醒过来。但又没有就此死去。他们迷失在昏迷状态之中，迷失在别处，在没有我们的地方，无法触及的地方，就这样持续很多个月，很多年。我们把他们从死亡面前抢夺回来，但却又无法让他们重新回到生命之中。对于他们，我们再没有任何设想，也没有帮助他们取得进展的希望。

有些时候，情况甚至更糟糕——他们清醒过来了，但到此为止。他们成了一具毫无生气的身体的囚徒，经常是饱受疼痛撕噬，并且没有任何途径可以交流。我们知道他们具备意识，但却没任何办法让他们走出自己的牢笼，也无法改善他们的生存处境。

这就是我职业中最艰巨的部分——在今天，我们是如此的长于急救，结果同时也制造出了一群活死人，关闭在他们的躯壳里。对于死亡来说，这具躯壳还太结实；对于活着来说，它又毁坏得太厉害。

至于樊尚，从能做到的那一刻起，就利用他的拇指向人们恳求，就此罢手，让他死去。不是因为他不想活着，而是因为他不想"这样"活着，唯一的前景就是忍受煎熬与活动一根指头，如此度过四十年，甚或不止四十年。

悲剧在于，无论医生还是其他人，都没有任何其他的前景可以建议给他。可是，无论医生或者其他人，也都没有权利去承接他的愿望。

最后，是他的母亲将之付诸事实。真是残忍到极点啊。一位母亲，理应赋予生命，而不应该赋予死亡。不应该向她23岁的儿子的喂食胃管中注射巴比妥酸剂，因为他吁请死亡的权利已达数月却得不到任何回应，可又不可能仅仅通过动弹一根右拇指而自杀。

二

快速，并准确

　　2003 年 9 月 24 日星期三，入夜时分，樊尚·安贝尔来到我的部门，在此之前，我对他几乎一无所知。当时，我刚刚回家一小时，在此之前则是平常的一天——与团队人员开会，巡查部门所辖的十二张病床，还有一些必须解决的行政工作。当我到家的时候，夜色正在降临，家居的感觉是那么的好，玛丽—克里斯蒂娜还在壁炉里生起了火。

　　电话铃响了，玛丽—克里斯蒂娜去接听。是值班医生。她把话筒递给我，同时抬眼看了看天，喃喃说：真该交由电话上的录音机来应付。不过，从她的声音里，我听得出，她明白事态严重。从我干上这项工作以后，她已经熟悉了这一行的路数……说起来可能显得奇怪，在重症监护部，我们很少有急诊。我是指，需要刚刚离开、并非在值班的部门领导立刻从家中返回的那类急诊。当然，每有病员来到，我都会得到通知。但团队是坚强、高效的，其中的每个人都非常清楚该做什么，在何时，以何种方式。当一个患者来到我们这里，起始一步，是用尽一切办法让他维持住生命。他们不需要我为这个在场，无需我就完全知道该怎么做。一旦患者的情况得到了稳定，再从容地了解他的病历，并且共同思考哪一种效果最好的治疗办法可堪提供。然后，一天又一天的，观察其进展如何。

因此，从常规上讲，我在一小时前刚与值班医生分手，当时部门还一切风平浪静，此时值班医生却会打扰到我的家里，并且说话时紧张得碎不成句，实在是没有道理的事。

"出什么事了？"

"樊尚·安贝尔……事情做下了……他的妈妈给了他要的……他陷入了昏迷，从血液动力学的方面来看倒还稳定，但血压很低。康复部刚打了电话，他们希望，一旦可能，就把他移交给我们。"

"是什么药？巴比妥酸剂？"

"对。她通过胃部流食导管把药注射进去。"

"发生时间长吗？"

"大家都不太清楚。像是发生在下午。"

"好，我马上到。"

我抓起了外衣。玛丽—克里斯蒂娜带着担忧的神情，站在门道里等着我。

"出什么事了？你还得回去吗？"

"对。你记得樊尚·安贝尔吗？"

"不会是那个四肢瘫痪的男孩吧，几个月以来一直在要求死亡的权利？报纸成天都在谈这事！"

"成事实了。他妈妈给他做了个注射。"

"他死了？"

"还没有。部门人员正在挽救他。"

我已经转过身去了。她抓住我的手臂，让我半转回身，与她眼光相对。然后，她把目光钉进我的眼里，低声道：

"让他死，弗雷德。别把他救过来……"

"看情况吧。我走了……"

我爱我的妻子，无限地爱。我也爱作为母亲的她。我们两人一起有着五个孩子：法比安和玛蒂尔德，是我的亲生儿女；克莱尔和让—埃里克，是她的亲生儿女；还有托马斯，则是我俩共同的结晶。当初我俩各自的女儿在同一个班里，而我们在她俩的幼儿园的走廊里相遇……在我们共同生活的十五年里，我见证了她如何尽心于她的孩子们以及我的孩子们，又优雅又坚定，满带着不懈的、持久的温柔，也满带着永不餍足的、一心倾注的幸福感。玛丽—克里斯蒂娜是个非常棒的母亲。

然而，她说道："让他死，别把他救过来。"

自我从事这个职业以来，抢救过很多孩子、丈夫、父亲、母亲，我已经懂得了，必须是爱的无比强大，才能让一个人考虑类似的想法。这一点始终让我特别震撼。

当我赶到时，第一个看到的人就是她。在医疗部门近乎沸点的忙碌氛围当中，一个小巧的、有点矮胖的女人，棕色头发，神态尊严，啜泣着，坐在过道里的一张椅子上，在她儿子病室大敞的门前。毫无疑问，这就是樊尚的母亲。既痛苦又悲恸，极度孤独。护士们沿着这条过道急速来去，在刺眼的过道灯光里，她看去很迷惘，像个遇到海难的失事者。精疲力竭，惴惴不安。特别是，极度的孤独……

在她附近，一个愤怒到疯狂的年轻男子在过道里转来转去。另一个与那男子长相相像的妇女则在试着安慰她。

第一紧要的永远是患者。我必须从这个女人面前走过，一步不停，不与她交谈。而是集中我的精力在她的儿子身上，我被叫来，正是为了将他救活。

在病房里，我见到了值班医生，重症监护部的两位护士斯特凡妮和萨布里娜与他在一起，并从我们部门带来了初步急救所需的全部物品。她们显得心烦意乱、紧张，可我没时间操心这个。樊尚·安贝尔就在那里，在他的床上，沉入深重的昏迷之中。虽然他不用借助外在手段就能呼吸，但血压很低。我的团队已经实行了最初措施，给他输液，并且接插上一具心腔镜以便监察心律、动脉血压以及氧的饱和度。

"情况怎样？"

"眼前是挺住了。我们等着您来决定是否给他'上插管'。"

这个说法的意思是，借助一根插管，一端插入动脉管，一端连接上一台可以代替他呼气和吸气的仪器，将患者置于人工呼吸的状态。我看不出如何能避免这一步。樊尚·安贝尔在昏迷中，由于巴比妥酸剂而变弱的血压，在任何一刻里，都有可能以危险的、甚至致命的方式急降。不可避免的第一个应对措施，就是通过输液注入可以阻止血压降低的药物。这一步已然做了。但是，他还面临着另外的一个危险，那就是呼吸的问题。哪怕几秒钟的时间都足以让患者陷入如此深度的昏睡当中，以致停止呼吸……

没有时间可以耽误。略作观察，并询问了一下情况，决定做出了。

"给他上插管。"

斯特凡妮和萨布里娜在床周围一阵忙碌，安置必要的设备，专注于她们的任务。不需要话语。每个动作都是快速的，精确的，我们中的每个人都已经重复过几十次，甚至几百次……一瞥之间，我捕捉到两位年轻女性眼底的阴沉。我认识她们已经足够久，能够想象到她们对我这一决定的想法，但此刻不是讨论这些的时候。几乎不到两分钟，樊尚·安贝尔就被装上了呼吸机，暂时摆脱了死亡。

我离开了片刻，以便从里戈医生和守夜负责人那里摸清情况，里戈医生是复健部的领导，樊尚过去三年来都在这个部门度过，守夜负责人则在他的办公室里等待我们。他们两人都提出，尽快把他转移到重症监护部。我的这位同事对我解释说，此时恰值樊尚遭遇车祸满三周年的日子。他还告诉我，就在不到一小时前，当他走进病室的时候，玛丽·安贝尔主动向他承认，事情是她所为。她在中午刚过的时分就给他注射了药物，显然，她以为，医生就是在此刻出手补救也已为时太晚了。可他立刻就通知了我的部门。一鼓作气地，他还通知了医院领导、行政当局负责人和共和国检察官，一如程序之于他的要求。

既然一位母亲已经四处宣扬，应该那么做，她将那么做，并且，所有人也都知道今天是个周年性的日子，那么，为什么竟然没有一个人试图劝止她做出这个如此可怕的行为？

要是换上我，如果除了动弹一只手指之外什么也做不了，那我又能活多久？

我明白，此刻不是琢磨这一切的时候。但我仍然忍不住要去想。

我应该操心的，是针对我的新患者，这个刚刚被毒以巴比妥酸剂的年轻人，尽可能周全地收集有关他的技术性资料，以便最准确地了解他的机体正在承受着哪些折磨，找到抗击死神攻击的方法。我几乎对他一无所知。不过，里戈医生三年以来一直跟踪着他的病情，对他病历中的各个方面了如指掌，而他做出了施以急救的决定。于是，他紧急通知我们这个部门，并通报了当局。这是他无可争议的责任，在那一个时刻，我看不出对此自己能有何置喙之处。

步入走廊的时候，我与五个穿制服的警察擦身而过，他们走向樊尚的母亲。他们带走了她，对此，我一点儿也做不了什么。

三

家人们

大多数情况下，我首次接待的家庭都处在很糟糕的状态中。因了那刚刚动摇他们生活的变故，沮丧，惊恐，焦虑，恍惚。需要不怕花费时间地倾听、回答，解释起来小心翼翼地选择字眼，以帮助他们接受事实，同时又不至于使他们受到太大的冲击。关于如何处理这样的场合，是既没有规则也没有法律条文可循的，唯一依靠的只有人性。我们必须足够关切，以便领悟什么是他们能听进去的，以及选择哪些词句来表达，以便适时地缄口，谨护沉默。有时候，这是非常必要的。没有任何既定的礼仪可以在事前设计好这些事情。在我的部门，无论日夜，无论何时，我们都会接听电话的询问，即使没有任何新消息可以提供。我们倾听，我们安慰，我们鼓励。我们还要忍受恶劣脾气以及焦躁、寻衅，还有怀疑和泄气。如果我们不做这些，还有谁来做呢？

患者们的家庭，与我们生活其中的大千世界没什么不同。他们的表现花样万千，从彻底的放弃到无限度的投入，变化无穷。有些人对我们说："如果情况恶化就通知我。"然后就此消失，或几乎如此。通常，这种表现并非关乎冷漠无情，而是一种自我保护意识在作怪，毕竟，情势实在太难以理解了。对他们来说，直面死亡的可能，让自己对之做好准备，并帮助患者对之做好准备，简直就是不可能的。他们所能想到的唯一对策，就是继续自己在别处的生活，试着忘记我们这里上演的一切。对于这种态度，我们的角色不是给出某种道德裁决，而是将之作为患者病史中的一个既定数据来加以整合，就像对待其他任何一个既定数据一样，给予同样的重视。

另外一些家庭自我调整起来没有那么困难。虽然我们不清楚细节，但能感觉到，经常是在我们部门以外的地方，陪伴与准备的工作在慢慢地做好。一天又一天，一个星期又一个星期，我们见证着他们的变化。他们的焦虑转成悲伤，他们的抵触感变成了甘心的承受，同时，希望也慢慢发生着位移，趋向一个更实际、更具体的目标。总是需要一些时间才能领悟到，自己照管的人再也不能行走了，或者再也不能做任何动作了，或者再也不会苏醒过来了，或者很快就会死去了。我们必须留给患者和他们的家人这样的一段时间。即使以重症监护的名义，也不能公然从他们手中将其剥夺。

还有一些人则靠在现场的不屈不挠来支撑自己。尽可能地留在那里，永远在行动中，就算以我们这些人的眼光来看是完全的无用功，有时甚至很荒谬。稍后，我听说到，在某个 7 月 14 日 —— 也就是消防员庆祝日这一天 —— 玛丽·安贝尔为樊尚燃起了小小的烟花，结果引发整座楼里火警声大作，让整个康复部都惊动起来！樊尚双眼失明，相比于他，恐怕倒是玛丽·安贝尔远远更需要那烟火。虽然卫生规则严格禁止，但她还是在他的床头贴满照片，又何尝不是如此……

我们必须坦白，通常，这些家人让我们恼火，对我们造成麻烦，扰乱我们的习惯，也扰乱我们工作日程的仔细安排，对我们确信的东西提出挑战，向我们的治疗发出异议……不过，他们也促动我们前进。另外，他们的身份正像其他人一样，同样有权得到我们的尊重。我们应该考虑到，给他们安设一个位置，虽然这让我们的生存复杂化，但却是对患者有益的。

不管病者家人的反应如何，他们总是与患者的经历紧密相连，并且组成了治疗过程的有机部分。就在几十年前，还是让他们离病房越远越好；提供给他们无法看懂的病情报告，或者就在过道里，站在两扇门中间，把坏消息一下捅给他们；强使他们硬生生地服从那看去完全无法实行的探视时间表……如今已不可能如此了。这些不好客的习惯终于有了温和一点的倾向。在新建的医院里，建筑师们还为人性地、甚至热情地迎接探视者而预留了空间。并且，医疗人员也越来越多地留意到要带着敬重和人道精神接待他们。

但人性并不能完成一切……2003 年 9 月 24 日，在将樊尚转移到我们的部门并上好插管之后，行医生活中的第一次，我撞上了一个愤怒到发疯的家庭——他的兄弟洛朗，也就是那个怒冲冲在过道里转圈的年轻男子；还有他的姑妈，那个在玛丽被警察带离之前一直在安慰她的女性。

他们不能理解。既然是樊尚的愿望，为什么就不能让他安静地死去呢？我们怎么敢在他身上滥使劲？医生的工作，难道就是非把正在死掉的人救活，并且叫来警察吗？

我对此无能为力，但不能这样对他们说。唯一能为他们做的，就是理解他们的盛怒，并以我的平静与和解姿态，尝试着让他们有所缓解。

"请理解我，我当时没有选择。我的工作就是救活人们，让他们的生命维持。"

"然而，明明有人告诉你了，他不想被救活！"

"是**您**在告诉我这个，可是，我，在目前，还什么也不清楚。我还不了解病历，也不了解樊尚的经历。我被叫来，是因为他摄入了剂量巨大的巴比妥酸剂，这让他的生命处于危险之中……"

"您以为我妈会不经他同意就给他注射？只有23岁，却知道余生将会躺在一张床上度过，从早到晚都忍受着疼痛，不能动、吃、看、说话，您觉得，这能忍受吗？"

"我不以为什么，我还需要了解樊尚，才能理解他。"

"花两分钟时间，设想您是在他的位置上……他唯一要的，就是大家给他个清静。您有什么权利违反他的意愿，非要执著救治？"

"我没有更多的话可以回答您了，除了一点，我们从来不会超出合理范围地执著救治……"

"噢，是吗？不尊重他的决定，在您看来算是合理吗？把病房的门关上，让他平静长眠，这要您付出什么呢？我觉得这一切真恶心……"

"可打开病房那扇门的并不是我！我们是被召来救活我们并不认识的某个人……"

"可您不看电视吗？您不读报纸吗？所有人都知道樊尚的经历！这花了他们多少精力啊，他和我的母亲，讲述这经历，激起整个国家的注意……"

"听我说，我向您保证一件事，那就是，我们已经尽力做到最好。不过，请试着明白，我们都需要冷静和时间。"

"樊尚花了三年时间思索这个问题。用这么多时间来思索，对您来说还不够吗？"

三 家人们

"当然够了，不过，他成为我的患者可还不到一小时。给我们几天的时间以便把事情看得更清楚……"

我离开了，并没能说服他们。我很清楚地注意到他们眼中的绝望，在洛朗的眼中，甚至有一星憎恨。但夜深至此，再多做或多说也无益，而就我与樊尚的交集来说，要我对相关问题作出一个截然的意见，又为时尚早。在那个夜晚，即使交到我手中的资料已经显示，恐怕会有那么一个时刻，必须面对其他性质的、远远不那么技术性的问题，我还是把自己稳定在急救医生的角色上——把生命重新赋予一个年轻男子：我不认识他，他刚刚成为一个利用巴比妥酸剂下毒的犯罪企图的受害者……

在回家之前，我上楼到我们的部门。一切都平静而安静。我一直都很喜欢这种夜的气氛，澄净，静谧。尽端左侧的病室格外明亮，樊尚就被安置在了那里。我走过去，见到了值夜医生，斯特凡妮和萨布里娜也在这里。她俩明白地板着脸孔。

"一切都好？"

"可以这么说。总之，他稳定下来了。"

"咱们没有选择，做了该做的。"

"您不认为，最该做的让他清静吗？"

"我什么也不认为。假如明天他的父亲冲过来，指责他的母亲谋杀了他，又指责我们袖手不管，那又会怎样呢？"

"所有的人都知道，那是他想要的。"

"也许所有的人都如此吧，但不包括我。我们不能根据电视所讲或者在报纸上读到的而做出一个决定。我们将像对待一切患者那样对待樊尚——心态冷静，并且花时间思考。"

值班医生用简短的话语向我讲述，当他们前往樊尚病室的时候，竟遭到他兄弟的激烈指责，险些就到动手的地步。于是，我更加明白了护士们的困扰神情，试图挽救一个年轻人的生命却招致辱骂，这感觉太荒诞了……

"我和洛朗·安贝尔谈过了，他正在火头上。"

"任谁都会的。"

"我觉得，我们都需要时间和冷静去思考……在此期间，我要求你们特别注意我们的谨慎职责。留意别让任何陌生人进入部门。如果再有个花边记者来拍些照片，那就真齐全了……小心你们说的话以及说话的对象。在目前，很清楚，就是绝对沉默……"

回到家中，在玛丽—克里斯蒂娜的眼光里，我撞见了曾经闪烁在护士们、樊尚姑妈眼中的那同一种愤怒。她也不明白，为什么我们要把他救转。再一次，我不得不解释：这是急救，又是我不了解的一例病案……

"总之，我本人不清楚这个男孩想死还是想活，也不知道他情况好转的机会有几成。在我不清楚的情况下，作为医生的职责，就是抢救……"

"同意。可是想象一下，如果是我们的一个孩子处在樊尚的位置上，你会抢救吗？"

"如果那是我们的一个孩子，你很清楚，他就无须写信给希拉克，也不需弄出这么大的一场舆论风潮。他将会平静地、踏实地睡去。我可不会像玛丽·安贝尔那样失手……"

"正是这一点讨厌。对她来说，这样做一定很可怕吧。"

即使我明白他们所有人何以反对，但还是知道自己做得合乎道理。但是，正如很多时候一样，是通过与玛丽—克里斯蒂娜的交谈，我对事情逐渐看得更清楚了。不过，在那个夜晚，我看清的东西并不让人高兴——这件事摇摆在法律与情理、懦弱与人道之间，可能很快就掀起轩然大波。

在我们躺下一会儿之后，她低声对我问：

"而你将做什么呢？"

"我不知道。"

我不是杀人犯

四

病床十二张，生命成千计

　　整整半个世纪之前，我出生在拉芒什海峡（亦称为英吉利海峡。——译者注）的海边，当我被建议离开土伦，重回那里的时候，并没有太多的犹豫。倒不完全是为了回归故乡——我及我的全家都很享受在地中海边度过的那六个年头——不过，我无法拒绝滨海贝尔克医疗中心所提供的条件。它涉及到重振其重症监护部门，从而为整个地区提供综合性急救服务，同时，在接治骨髓深度受伤患者、脊髓受损患者方面进行专业发展。

　　如果一个人做了医生，并且是在滨海布洛涅省开始其生涯，那他不可避免地会很熟悉贝尔克医院。它那巨大的建筑坐落在海边，就像停在旱坞上的一艘大邮轮，被埃利奥—马兰中心的波波浪花销蚀掉光彩，来自整个法国北部包括巴黎的数十名事故受害人被收治其中。若干年来，他们不断来到复健部，在这个部门接受脑部外伤患者的护理、全瘫与截瘫患者的康复训练以及矫形外科手术。在贝尔克医院的大道小径上，在滨海林荫道上，不管什么时节，都会碰见那些从鬼门关回来、抓住新生的人，看到他们学习控制自己的轮椅，或者学习拖着一条腿跛行，在充满痛苦的病床上困卧数月之后，试着站立起来……

法国为数不多的、有能力为脊髓受损到最严重程度的事故受害者提供最好治疗条件的部门，就布设在医疗中心的核心区——B楼的一层，由对讲系统以及装有防污染闸的门户与外界相隔离，拥有现代医学所发明的一切手段以挽回生命，然后牢牢地抓住它。十二张床，一年又一年的，成为数百条生命的舞台。这构成了我的宇宙……

我不记得自己曾经有意地选择做医生，虽说我母亲的观点恰恰相反。毋宁说，我是选择了追随当时热爱的那个女孩，一路追随到了亚眠医科大学，并且，在她成为我头两个孩子的母亲之后，最终与她结婚。相反的，我想当一名急救麻醉师却是实心诚意、满怀热情。在学业的最后一年，作为住院实习医生，我来到了滨海布洛涅医院的重症监护部，这个部门由弗朗辛·勒库安特医生领导。立刻，我就喜欢上了这一专业的极具技术性的一面，也就是那种必须准确处理紧急情况的特性。特别让我喜欢的，还有弗朗辛·勒库安特医生那种投入和热忱的方式，他就是以这种方式关注着，使得无论是医疗的、心理的还是患者家人方面的困境，只要出现在我们面前，就一定要被承担起来。

要想理解我们的专业，就必须从起点开始。当每个患者来到时，都带着各自的既往，各自的历程，带着曾经的健康条件，带着一连串曾经的幸运或不幸。在这个时刻，并非人人平等。有的患者是在住院期间心脏或脑部出现意外，然而，樊尚却需由消防员同事们先找到他，然后让他从残车中设法脱身出来，再跑过三十公里的乡村小路到达医科教学及医疗中心（Centre Hospitalier Universitaire，简称CHU），在这两种情况之间，鸿沟横亘。不过，却不一定是这种区别决定了生死存亡。在即将长达二十五年的行医当中，我得以无数次地观察到，对每个病例来说，偶然性乃是诸般不可知的决定因素之一，尽管人类耗心费力地发明了尽可能完善的技术，但是从来也不能将这一无法控制的因素清除掉……

当然，这并不能成为放弃尝试的理由。自从有了人可以被治疗的观念以来，一切努力都是为了实现提高我们的补救能力的理念，包括将偶然所制造的灾难性的、邪恶的、无法接受的影响加以逆转。从总体来说，成果相当的不错。一个世纪以来，医学已经取得了神奇的跃进，而在最近的几十年，进展之大几乎让人目眩。在我领导的部门，当今那些病床上的患者如果是在十到十五年前，大多都不可能从其病况中幸存……对于送到我们这里、状态极其严重的伤者，我们已经成功做到让其中的80%摆脱死亡，在这个过程中还能同时顾及到减少患者的生理痛苦，正是进步让我们能更好地做到这一点。

然而，总还是会有那样的时刻，我们再多做什么也是无用……

在我们这个部门，会接收到两类患者。第一类来自附近地区，并需要"综合性急救"，包括心血管病突发、严重疾病的并发症以及颅部外伤患者，其病情无需神经外科的参与，因为在贝尔克并没有设置这一医科。正是在这一前提之下，2000年遭受车祸之后的樊尚·安贝尔首次来到了我们这里。他从鲁昂的医科教学及医疗中心转送过来，当时，他的气管被切口，由此获得人工呼吸的支持。一个月之后，他能自己呼吸了，脱离了危险，于是，里戈医生的复健部接手负责。

对于综合性急救来说，预后诊断永远充满偶然性，非常复杂。我们与患者的家属一样，也被两个问题所苦恼：何时患者才会苏醒过来呢？苏醒后会有哪些后遗症？谁也无法回答……没人清楚一个昏迷者会在何时以及怎样脱离昏迷。然而，只有待到他一旦苏醒之后，才有可能对其所受的损伤进行估量，这种损伤由于在事故发生时的脑部缺氧而造成，经常是无法复原的。为这样的患者，我们唯一能做的，就是把一切手段都用上，以便他们万一醒来时会处在最好的状态……一旦当他们终于重新有了意识，随之才可能开始那漫长的复健之路，然后还有康复训练。只有在长达数月的艰苦工作之后，他们才能把所有能够重新恢复的能力都发掘出来。

我们也接受另一类患者，其脊髓遭受了严重的、甚至是程度极深的损伤。从法国的整个北部，甚至远到蒙彼利耶和帕皮提，都有这样的患者被送到我们这里。对于这样的患者，预后诊断总是最快做出，通常也最生猛。只要搞清是在脊柱的哪个部位有脊髓受伤，严重程度几何，我们就能明白身体的哪个部分将会瘫痪……

大脑就像一条电流回路传输着脑部的指令。一旦这个回路被部分或全部地切断，那么指令就不能再到达相关的肢体，该肢体也就不再能动弹了。脊柱的受损程度越高，后遗症就越沉重。如果伤处是在颈椎部位的骨髓，那整个躯体都会僵化。在最严重的情况当中，甚至横膈膜都不再接收指令，于是患者离了仪器的帮助就不能呼吸，必须依靠着它直到最后一刻。

由于事故的猛烈，患者还有可能同时遭到其他严重外伤，如果不是这样的情况，那么脊髓伤者很快就能恢复意识，并且大脑不会有任何损伤。他们面临的风险主要在于出现呼吸或循环方面的并发症。不过，他们的身体以及生活都将不得不围绕着瘫痪——有时还是完全的瘫痪——而"重新组织"。

　　　　　　　　我不是杀人犯

弗朗辛·勒库安特医生教给我的第一件事，就是把每个"病案"都当做一个个体的人来看待。一个独特的人，其所拥有的独特的历史对医疗过程发生着影响。虽然在医疗记录中，一个昏迷者与另一个昏迷者，或一个脊髓伤者与另一脊髓伤者，彼此之间不会有任何不同，我却通过一个又一个的患者发现，症状完全一样的两个个体却会发生完全不同的反应，而没有任何医学原理可以真正地对此作出解释。

在九个月的昏迷之后，为什么樊尚·安贝尔最终能够活动他的右拇指？为什么就在他旁边病床上的那个人却始终困在沉沉昏睡当中？而对面病室里的那个女孩，在经过惊人的努力之后，成功地重新学会了说话？为什么一个程度最严重的四肢瘫痪患者能够接受呼吸机的帮助，而他旁边的病友虽然远不那么严重，却没能熬过一场肺部并发症？

我们不知道。也正因如此，我们才进行重症监护。给生命一切恢复活力的机会，但并不能保证一定就会如此，也不能保证生命会康复得"足够"，而不仅仅成为一个活死人。

同样性质的问题还有，我们也完全不知道患者将怎样利用其得救的性命。让—多米尼克·博比由于脉管受伤，除了能眨动眼皮之外，身体其他部位全部瘫痪，但就是靠眨眼，他在贝尔克，在我们这所医院里，写成了《潜水服与蝴蝶》，一本非常精彩的书，然后才在滨海山脉医院的病室里从容寂灭。

而樊尚·安贝尔呢，则是为了获得自行决定其余生的权利而战，为此投入了他的全部精力。

艾尔温由于车祸浑身多处骨折来到我们这里，四肢瘫痪，通过切开的气管获得人工呼吸，一刻也离不开轮椅，可是，为了修改法律，他与他的协会一起努力，并且精力旺盛地调动他所拥有的多种才能——在公众面前发言，学习使用电脑，在网上冲浪。他甚至陷入了热恋！

迪迪埃是个长途货车司机，从他的卡车油罐顶部直摔了下来，脊髓折断的状态达到了最严重的程度。他彻底瘫痪，并且直至最后一刻都依靠呼吸机。但是，他甚至等不及离开我们部门，就要和纳黛热结婚，她是他的同居女伴，也是他三个孩子的母亲。我坚持，婚礼的地点不是在医疗中心，而是像所有人一样在市政府举行。当新人从市政府转回，我们在部门里组织了一次庆祝聚会。这是因为，每一次有生命重焕生机，那都是我们所有人的胜利。

并非所有人都坚强。一些人由于任务太巨大，今后重启生活的可能性太渺茫而放弃。另一些人则是被家人抛弃，他们或者无力应付，或是陷于绝望，没有办法陪伴患者，抑或不知怎样继续陪伴患者。如果玛丽·安贝尔还有两三个年幼的孩子需要照料，那她还能从车祸发生起就天天陪在樊尚身边吗？如果没有洋溢着乐观精神的她始终不离，樊尚最终能达到活动一根手指的状态吗？如果不是她每天都花很多时间待在那里，会有别人注意到樊尚是在有意活动他的手指吗？也许是……也许不……

抓住生命，每个人都会尽其所能，但也是如其所愿。每个患者都有自己的故事，其中有着我们的治疗，但，其实比例很小。即使在那些似乎完全依靠着技术存活的"重级"患者身上，本质性的东西也仍然为我们所不晓。机体顽强的年轻人放弃了，同时身体衰弱的老人却不屈不挠。这一切让我学会了谦逊……

经过一年又一年，我最终懂得了很多年轻医生拒绝接受的道理，其实我自己也曾经在长时间内一直拒绝接受它：用尽一切手段挽救一条生命，并不一定就能救活。会有那种可怕的时刻，任何医生都无能为力。

我并没有自己第一次没能把人救活的记忆。在重症监护部，事情从来不是这样发生的。没有哪个人救活哪个人的事，我们是作为团队工作，每个人各尽其职，然后，在某个时刻，做什么都不再有用，患者撒手人寰。我相信，在相当长的时间内，我就是如此理解这个问题的，没有更多的疑问。事后，部门里会召集会议，就对待患者的方法进行梳理，并要确认，为了救他，确实已经试尽了手段。然后，我们就奔向下一个患者，在他那里，一切努力都还有待尝试。部门里的生活也就流转不息。

这无关冷漠。只是为了前进所必须保持的距离感。在一个重症监护部门，20% 的患者会失去生命。对我们的这个部门来说，则意味着每年会有大约六十个死者。每个星期都会有一两个。如果一一哀悼的话，那就永远都在哀悼了……面对被托付给我们的每一个人，一个部门与另一个部门之间互不相同的，乃是对待他们的人道方式——这也是弗朗辛·勒库安特医生身上如此触动我的地方，虽然那时我还太年轻，没有能力对之加以分析。这一人道方式精微而无法界定，没有任何法律或者医学伦理规范能够赋予其清晰的标准。在整个职业生涯当中，我都在努力不要远离这一人道方式。永远不要"管理病床"或"处理病案"，而是把治疗人放在首位，并且要带着关心，要以敬重、尊严为前提。自从开始领导一个团队，我一直在尽力注意让自己如此行事。

我得承认，在行医的最初那些年头，所有这些考虑都被搁置在理论层面上。对于要完成的操作，如果任由自己仅仅专注于其高度的技术性，是如此的容易，而这些操作又是如此的繁多、精确、富有改进的潜能、激发热情，沉迷于实际施行的职责，甚或仅仅满足于实际施行的职责，沉迷于或满足于为此而必须不懈追求的进步，就足以终其行医者的一生。

在医学院，问题也非常单纯，我们学习成为高效、精干的技术人员，让自己在诊治以及补救人类的机体方面学有所专，并学会在正确时刻做出正确的行为。进步不断获得，必须生吞活剥的知识积累也就越加巨大……

此乃一条得以与患者拉开距离的良好理由，也是一道垒墙，挡开了所有那些沉重拥塞的、并且也远不那么技术性的问题，而一旦我们与疼痛、与无力感、与患者家属们的惶惧、与希望，特别是与绝望日夜接触，这些问题就不可避免。在那些与这种种惨境遭遇最激烈的部门，有时，会组织谈话小组，以此展开交流，以帮助治疗人员发泄那些过度承载的情感，疏导所受到的震撼，卸掉焦虑与害怕情绪。有时会如此，但仍很少见。在大多数时间里，正像医院以外的世界一样，每个医务人员都被期望着自己去搞定，一路转闪腾挪，不管现实是多么的残酷，也不在其面前栽倒下去……

然而，在这个或那个时刻，现实总会攫住我们。那时，我们就不可能再以医生的白大褂作为掩护，满足于与所有这些命运擦身而过……

　　　　　　　　　我不是杀人犯

五

我的父亲

　　在我 31 岁、法比安已经 5 岁，而我的女儿玛蒂尔德即将出生之际，一天，我的父亲忽然变得整个人发黄。我让他去一位医生朋友那里就诊，过了几个小时，在经过几项检验之后，这位医生给我打电话，告诉我，检查结果不好，预后诊断更是让人心惊。猛地一下，我被抛到了"另一边"。身份从一名医生转变成了"家属"。也从一位年轻的爸爸重新变回为儿子，变回为那个曾经坚不可摧的男人身边的小男孩，但是，却被告知，这个男人从医学角度来说已经几乎死亡了。

　　我不记得第一个没能被自己救活的人，但是，我非常清楚地记得，没有谁能够救活我的父亲，我不能，我的所有同事们也做不到。三个月当中——在此期间他慢慢衰竭——在我所工作的部门里，在我眼前天天上演的那一切，我都用自己的肉体和生命体验到了。希望和失望。那生理上的痛苦，眼看着没有更好的治疗办法可以抵御它，真是让人心如刀绞；那心理上的痛苦，对此的回应之道是少之又少。我看到，我的母亲随着她的丈夫渐渐支撑不住，也垮下来了。我看到，我的父亲抗争，放弃，再次努力，然后服从了命运。我看到，坚不可摧的男人变成了无力的患者，茫无所措，听赖他人。

此外，对我的兄弟和我来说，还有我们的恐惧，我懂得了，让一个观念逐步被接受，这需要时间。首先是要承认，他将死去。然后，接受这一事实，而不是背转身去竭力抗拒。承认自己的父亲将要死去，这是可怕的。我想，如果身为医生，情况甚至更糟。恰恰因为没有办法，所以整个家庭就指望着你来做点什么。而你什么也做不了。"您肯定吗，医生？"伴随着这个问题的那眼神所表达的意思，我就此理解了。

我也学会了，不为任何目的而陪伴着他度过时光。仅仅就为了在那里，因为这让我们两个人都感到好受。我看到，握紧他的手正像所有那些治疗一样重要。还学会了，比如，在前一天还是难以接受的，但是，到了第二天，却怎样地成为了必须。

我与家人一起，甚至是作为家庭的带头人，而经历了这一过程，终而了然到：至此，已经到头了。他已经不能再忍受了，他准备好了，并且，我们也是如此。有那么一天，最终的时刻到来了，所有的人都抵达同一点，仿佛一段旅行已经完成。医生们除了试着减轻痛苦之外，再不能做什么。而我们每个人以各自的方式一致承认：他有权放弃。

他体重 45 公斤，不再吃东西，不再能有所动作，说话费力。在我父亲的最后那些日子里，唯一的幸运之处就是他有个做医生的儿子。在技术方面我唯一能为他做的事情，也只是留意让止痛治疗的剂量至为精确。不过，我还可以承担起让他离开医院的责任。我们全家一起做了决定，放弃了一种新的化疗方法。我们带他回到了家。

我担负了他最后阶段的疗护，除了我，还有谁更合适呢？当然，一如既往的，有一位同事作为臂助，由此来保证自己的所为尽可能地正确。就这样度过了最后一个星期，我们尽自己之力，让牵涉其中的每一个人都好受些。

如果没有医学的进步，我的父亲很可能会提前几个星期弃世，并且是在极度的痛苦中弃世。我们为了治好他而努力过，但没能取得效果。我们懂得如何延迟死亡的来临，也确实把死亡推迟到了生存变得无法忍受的那一刻。当人们已然过度努力地延长生命，使得生命尊严不再的时候，我们同样应该懂得做的，是满怀着温柔和尊敬，停止与死亡的搏斗。

如果不是有个医生儿子，我的父亲肯定会在医院的病床上，再拖延几天才死亡。

我没有杀死我父亲。是癌症杀死了他。

六

挽救生命

就在不久前，我收到了马丁妈妈的来信。1987 年 11 月，马丁只有十八个月。他在蹒跚当中撞见了一罐洗涤用碱，觉得怪香的，就立刻大吃了一通。马丁的妈妈没有立刻发现这个情况。突然，她的儿子开始难受起来，她立刻带着他冲到了最近一家诊所。当时，我就在那家诊所工作。给他们接诊的那位医生向她解释说，情况非常严重，他已经叫了救护车，准备把马丁送到邻城的医院去。就在那一刻，正赶上我前去接班。我为小男孩把了一下脉搏，马上察觉他的心跳正在渐渐变弱。

我清楚该如何抢救，因为本人的专业就是这个。我把马丁接手过来，并且召来了急救医疗部门（Service d'Aide Médicale d'Urgence，简称 Samu）的专车——只要哪怕存在着最小的机会能够摆脱危险，那么，就绝不可以把他交给一辆普通的救护车，身边没有医护救助……

马丁的心脏被挽救回来，急救医疗部门的

专车把他送到了最近的医科教学及医疗中心，我也就把这事忘了，直到我打开那封信的那一天。信里还有两张照片：一张一岁左右的小男孩的照片，另一张是一个少年拥抱着他的小妹妹在微笑。马丁的妈妈当初并不知道我的名字，然而，当樊尚之死发生之际，她在电视上看到了我，于是，在十五年之后，她认出了我。她在来信中说道：在经过一场痛苦的、似乎看不到尽头的搏斗过程之后，马丁最终治愈了，过得很快乐。他甚至乐意在信里补加了一句话：

> 您亲自担当了樊尚死的权利。谢谢您担当了我生的权利。
>
> 马丁

我不记得第一个没能被自己救活的人，但，第一次签署"蓝页"时，所感到的那种非常奇怪、非常强烈的印象，我却始终记忆如新。我们就是那样称呼火化许可证。签字的人必须是专业医生，而且曾经宣诵过希波克拉底誓言。宣布一个人的死亡，在一份宣布此人不复存在的正式文件的下方签上自己的名字，这并非细事一桩。即使在今天，对于签署这种文件，我的态度也绝对不同于对待那些每天都要签署的、山堆一般的公文。

我也非常清晰地记得那惊悚的一天，我被一位患者紧急召去代替乡村医生的角色，这位患者当时正在家中生产，在加莱海峡省绝深处的一幢孤零零的乡村别墅里！在我还是非住院实习医生时，曾经参与过一次分娩的实习，在记忆里，模模糊糊地保留着可谓是"震撼"的印象。这构成了我唯一的、绝无仅有的关于生育的培训，除此之外，就只有参加产科作业班时在大学里做的若干页复印资料了……

前往患者家真是一趟特别焦虑的路程。在路上，我默默温习了一个难产婴儿可能发生的所有不适当胎位，以及在那将他引向出生的狭窄通道中所可能遇到的一切危险。但这一点也不能让我安下心来。拯救生命，没问题，但，赋予生命？从来没有教过我啊……

才产生的婴儿几乎立刻就变得粉扑扑、胖嘟嘟的。当我赶到的时候，他正在妈妈的臂抱中，在爸爸动情的注视下，在众多哥哥姐姐的环绕中，等着我。验明他完全健康，生产过程也一切顺利，我长松了一口气。这个孩子永远也不知道，他曾经让我怕得要死！

当我的大儿子法比安出世的时候，我恰逢值班，因此远离分娩的现场。见到他时，他已然洗浴过，裹好了襁褓，被拢在他妈妈的臂抱里。发现一个新的人，意识到他是你的儿子，立刻地爱上他，这真是奇妙无比的感觉。

那时，我自己也几乎还是个孩子，是一个刚刚成年的年轻男人，无论生的秘密还是死的秘密都还没有在其面前真正绽开。在那个时期，我开始了一个麻醉医师的生涯。作为普通外科中的核心一员，我让人们睡去以接受手术，然后再让他们醒来。大多数的情况下，一切都水过无痕，也不涉及存在的问题。对于医生来说，为了治好患者，为了他的健康、他的生命都得到改善，而采用哪怕是强度很大的治疗措施，乃是自然而然的行为。我那时很少和患者的家庭发生接触；我所负责的患者，大多数在出院的时候都比入院时情况转好。那样一种医生的生活真是美好！

几年以后，我虽然已不缺经验，但还是多亏了一位聪明的女性和一位产科医师的相助，我亲手操作了玛蒂尔德出生时的硬外膜麻醉术。既在职业状态中，同时又带着患者式的紧张，就这样看到了女儿的出生，甚至不敢去碰触她。本是演员却成了观众，拘谨但又骄傲，

　　　　　　　　我不是杀人犯

沉浸在爱当中，却仍然还不是个名副其实的爸爸……

要抓住生命的实质，这需要时间。不仅需要时间，还需要机会。我遇到了玛丽—克里斯蒂娜，我们两人都听凭自己被疯狂的爱的激流所裹挟。两个终于成熟的人，却像少年人那样的相爱，做出种种非理性的决定，同时坚信这些决定恰恰再合理不过。我们把各自的孩子也都拖进了这个漩涡中，并且，甚至还没来得及做决定，托马斯就已经到来了。

在托马斯出生的那一天，是我将他带离他母亲的身体。生命如此强烈地将我浸绕其中，以致我终于获得了明悟。

懂得如何赋予生命，这需要时间。不仅需要时间，还需要爱。

七

玛丽

　　一般来说，我们总是有时间来认识自己的患者，哪怕他们已经失去了意识，通过他们的家庭作为中介，还是可以做到这一点的。时间，这是关键。我们这些在医院工作的人都明白这一点：痊愈需要时间。死亡也一样。我想，只有疯子才会无视这样一个明显的事实。

　　2003 年 9 月 25 日星期四的早上，也就是樊尚被下毒的第二天，我只对一件事很肯定：只要不了解樊尚，那么绝对不能做出任何一种决定。显然，对那些挤在医疗中心的停车场上、乌压压扎成一片的记者们来说，这是个无从捕捉的概念。他们等的就是发生些什么事情，而且，他们还要知道何时以及怎样发生，还有，过程会很长吗？并且，能够赶上 13 点上市的报纸吗？为了安抚众人，我不得不走到那些麦克和摄像镜头前，念了一份没什么意义的公告，公告里只说明，樊尚的状况已经得到稳定。这根本不能让记者们安静下来。随便吧。我需要的可是大家给我安静，让我探寻樊尚·安贝尔到底是怎样的人，并且考虑究竟什么才是对他最有利的。

我接待了他的父亲，他就像家里其他成员一样激愤。他向我解释道，几个月前，在一次家庭会议上，樊尚宣布了他的决定，而家里所有人无一例外都和他站在一起。他同样不明白，为什么有人要救活樊尚。他同样宣称，人们应该尊重樊尚的选择……他说这些话的时候，用着生硬的、几乎是轻蔑的语调。我克制着自己，并把他的话记在心。

就在这个早晨，两份传真发到了我们这里。其中一份把我们视同纳粹，另一份则把我们归为野蛮人。不要为外界的喧嚣所动摇。保持平静和镇定，并且，不要把视线从问题的核心——樊尚那里转开。什么是对樊尚最好的？

在那个早晨，面对来自外界的压力，已做了我多年秘书的弗朗索瓦丝构成了强有力的护障。一连数小时，她回答记者们的电话，仔细地记下他们的联系方式，然后坚决地把他们打发掉。

然而，临近中午时，她还是把一个紧要的电话转给了我：

"肖索依医生？日安。我是贝尔克警察分局的博埃局长。"

"我能为您做什么呢？"

"安贝尔太太目前被拘留在我们的警局里，如果让她来看一下她的儿子，可以吗？"

"当然。"

"我们立刻就到。"

我不清楚他们怎样穿过停车场而没被记者抓个正着。也许，他们通过某种隐秘的路径到达我们这里。须知，重症监护部可不是能够随便出入的地方。在通过专为来访者准备的防护闸室的时候，他们会被要求罩上一件防护外套，并换上防护鞋。

敲门声响处，不仅仅出现了安贝尔太太，而且出现了整整一个团组。她由三位警察和一位女士陪伴着，那女士并没有做自我介绍，但稍后我弄清楚到，她竟是本专区的女区长，并且直接受共和国总统府之命前来援助安贝尔夫人。我尽可能简单地欢迎了他们。玛丽·安贝尔有着一位不安与疲倦的母亲的眼睛，饱经哭泣的眼睛。在我父亲去世之时，我母亲的眼睛也是如此。

我无心在乎其他人，但很难不注意到，这几个人不管来自官方与否，全都很动情，泪光隐隐。

我们一起走向樊尚的病房。玛丽·安贝尔不能独自进去，她是在拘留状态之中，必须由一位警察押护。他和我都停留在后面，尽可能地尊重一位母亲和一个儿子之间的亲私时刻。

她倾身向他。对他柔声温语，抚摸他的脸颊、他的头。她握起了他的手，拥抱他，抚摸他。在为他调正枕角的时候，再一次拥抱他。她俯在他耳边低语。

她哭了。

警察也哭了。至于我，则是很不自在。面对她的痛苦无能为力，却不错眼地盯视着这个孤独的、手无寸铁的女人的一举一动。就在一位警察的泪眼下，我监看着一位因爱和悲痛而硬起了心肠的母亲，她刚刚试过把她的形如活死人的儿子杀掉，我必须留意她不要再行此举。

她又将怎样再行此举呢？凭借什么办法？

那一刻并不长，然后她的目光离了樊尚，仿佛是被强行拉开，就为了转看向我。她的目光无声地向我发出询问。我的一部分非常想把她拥抱住，但我的另一部分却以尽可能柔和的语气，建议她到我的办公室来会面。

在办公室，警察也还是不离她身边。他坐到房间深处，始终泪水汪汪。她落身在沙发的边沿，静了几秒钟，像是在鼓起勇气，然后，抬起眼，眼光一眨不眨地与我相对。

"我不明白你为什么要那样做，医生。"

我知道，自己是对的，我所做的正是我应该做的。不过，我真是宁愿不必向她解释这些。我斟酌着字眼，以尽力削弱其严重性。她倦怠地听着。其实，她真的在听吗？很可能没有。她只关心一件事。

"他会死吗？"

"我不知道，说这个还为时太早。"

这是句谎言。我清楚樊尚不大可能会死，他有人工呼吸相助，机体也正在一点点地排除她前夜施加给他的巴比妥酸剂。如果当时他是空腹状态，那毒药无疑会杀掉他。但她大概是获得的资讯有限，也或者她没有意识到，她用以注入毒药的那根胃部导管有着向樊尚喂流食的作用。正是这一情况延缓了巴比妥酸剂的影响，因此，当里戈医生在不意间撞入病房并决定救治的时候，樊尚还没有受害到无可挽回的地步。

樊尚 23 岁。在经过可怕的车祸以及随之而来的种种恶果之后，他的机体既强壮又脆弱。客观上讲，除非出现意外的并发症，他没有任何理由会死亡。

显然，除非是，卸除掉呼吸机。

"您是在说他不会死？我失败了，是这个意思吗？"

"还不肯定……"

"可是，然后会发生什么？他会清醒过来吗？在什么样的状态下？"

这是个可怕的问题，也是唯一不得不追问的问题。换上我在她的位置，内心也一样会被这个问题所啃噬。唉，可我无力给出一个答案。在里戈医生展开治疗措施之前，有两三个小时之久巴比妥酸剂一直侵蚀着樊尚的机体，没人知道，他的血压因此而降到了什么程度。很可能，血压的降低已经导致大脑输血不畅，对于一个大脑状态本就很脆弱的患者来说，这尤其会制造出无法补救的创伤。

可是，我又怎么能把如此的情况向着这个女人宣布？怎能对她说，她的行动不仅失败了，而且还很有危险把他儿子仅存的一点能力再加剥夺？我不能。我也不愿。既然一切都还未确定，我宁愿等待，看形势如何进展，而不是用一条补充证据来折磨玛丽·安贝尔。

不幸的是，我的沉默已足以表明情势。我不知道她已经领悟到什么程度，但清楚地看到，她开始流露出备受打击的神情，慢慢地明白过来，那如此疯狂但也如此富有胆量的计划并没能实施成功。就在前夜，在过道里，她是个被悲痛折磨得力竭但勇敢抗争的女人，正在接近目的地。那时，她相信自己的行为会有成果。她以为樊尚正在死去，以为没有什么能够与这个事实对抗。在她的想象中，唯一要做的不过是等待，满带着力量与坚强去等待，然后承受其行为所引来的法律后果。

但是，到了翌日的上午，在我的办公室里，她却忽然发现，她想错了。我眼看着她萎在了沙发里，因绝望而脱形，落入不见底的心灰意冷之中。

"医生，什么也别做……他想死。"

"早上我已经和樊尚的父亲说过了：除了我们已经做过的，我们不会再做更多。"

"他痛苦吗？请设法别让他痛苦。"

"您放心吧。他不会受苦的。"

她看上去甚至不再有泪水。她沉重地站起身，眼睛红红的，神态惶乱。我陪着她，一直送到门口，和她握手道别。对我来说，唯一重要的是，让她感到我是何等的与她站在一起，以及将尽我之所能全力给她以帮助。

"我向您保证，安贝尔太太，我们不会执著于抢救。您可以相信我。"

她把目光直看进我的眼里。

"谢谢，医生。如果不能做别的，至少，别让他受苦……"

她离开了，被那个官方团队有力地围护着，但却是绝对的形单影只，唯与一己的悲凄相伴。这时，我再次感受到了头天夜里的那种印象，并且更强烈——我感到真实的羞耻。

八

被遗忘的死者

我常常被请求不惜一切以避免痛苦，但很少有人向我索要死亡。也许，除非是用目光，或者，用沉默。但从不用言辞。每个星期，我们都要直面死亡，但却极少地"言及"死亡，除非是在开具死亡证明的时候。但是，即使在此时也不会使用那个词……而是说"亡逝"、"消失"、"离去"，仿佛对于这个无法对付的词，就以此来为其刺目的直白打上一层柔光。

人们选择这个职业，是为了赋予生命，或者拯救生命。把不可能救治好的救治好，让宿命论张口结舌。即使在经过多年的实际工作、接触过几百个患者之后，即使死亡不可避免，有时候命运就是无法加以颠倒，但是，对我们这些治病救人者来说，仍然很难不把死亡看做一种失败。可是，在重症监护当中，我们就是会一次次地与之碰面。即使我们懂得与之保持距离，由此来自我保护，避免过于狂烈的情感。但是每一次，它还是对我们造成考验。

我不是杀人犯

我们自我保护，但我们并不是把自己罩在一层硬壳里。每一次的死亡都触动我们，哪怕它解脱了一条已经痛苦不堪的生命，情况也还是一样。人不会习惯于没有生机的身体，特别是当这些身体已经奋力抗争之后，当我们陪着他们一起抗争之后。即使在一场漫长的搏杀之后，死亡会赋予那些面孔一种安息的平和，死亡也仍然是丑陋的。是创口与伤痕，灰色的皮肤，暗滞的目光，以及，变成了一具死尸的僵硬人体。有时，我们没能控制好自己，还会伴生恐惧和痛苦。然后，就是停手，是放弃。

我们亲眼目睹死亡，经常地……

实际上，我们是唯一还在亲眼看到死亡的人群，对于普通的公民，它已经被小心地隐藏起来。我在这里不是指那些电视新闻展示给我们的、远在天边的尸体——战争、洪灾以及各种自然灾害的受害者，也不是指彩色电影映在大屏幕上的那些谋杀以及其他情况造成的死亡，前后只有几分钟，有着按部就班的计划，然后就被引向继来的结果。不，我谈的是真正的死亡，那散发着恶气，充满着呻吟，毁灭人体，撕裂心灵的死亡。让一张张面孔扭曲，顽固抵抗，不肯放手的死亡。那决定将来之时日，或者相反，在数小时里就毁灭一切的死亡。

那我们相识之人的死亡，邻居、朋友以至亲人的死亡……

只需要一两代人的时间，就足以让死亡从我们的视野当中，以及从我们的生活当中失去踪影。并且间接地，它变成了医生们的可憎但也是排他性的"专业领地"。从此，除了殡仪馆里负责殓尸的人，治疗者就成了唯一要直接地、非常具体地面对疾病和死亡的人群。在从来没有清楚言明的情况下，我们确实成了患者、濒临死亡之人以及服丧家庭的最后的——经常也是唯一的——交流者。人们死在我们的治疗病床上。也是在我们的过道里，人们流泪哭泣。这些如此私人性的时刻，多少个世纪里本来都是在家宅的亲密环境里由家人来分担，而今却几乎是被我们独家收留……

大家越来越少看到身边人的死亡。首先是因为大多数情况下他们是在医院里死去，而人们更愿意到病者的家中探望他，而不喜欢去医院。这也可以理解。对于人群中的主流来说，医院总是充斥着糟糕的记忆与恐惧。诚然，人们在医院出生，到医院治病，但是，也是在医院，人们忍受病痛，死去……而且，由于当今对医院的构想是将收治患者列在首位，而患者又要得到优先保护免受外界的干扰，于是，已有很久，医院对探病者不再像中世纪时那样"好客"了。如果纯粹从预防的角度来看，来自外界的一次访问对于一个医疗部门的消毒环境只会造成污染，更不要说还会有孩子们，他们闹吵吵，到处跑，问各种烦人的问题。朋友们来探视，却很快就发现无话可说；家属们隐藏不住担忧；这个小小世界的作息规律通常总是与医疗部门的日程表恰相抵触。

显然的是，尽管我们也在尽力越来越好地接待病员的家庭与友人，但医院在这个方面几乎还是没什么建树，我们始终没能找到一条途径，让外界与内部互相协调起来，结果就有点儿好像生活被刻意地挡在了外面一样……

总而言之，人们不再去探望一位生病的人，哪怕是去他的家里也罢。人们不喜欢生病的人。他们让人害怕，不知道该用什么样的目光看他们，也不知该怎么和他们交谈。即使医学已经证明，到一个濒死者的卧床边去，并不会让人就此死亡或衰老，但是，还是怕会被传染……疾病和死亡变成了严重的禁忌，甚至很不体面，如果将之展示出来会显得无礼，狭路相逢则非常让人尴尬。

　　　　　　　　　我不是杀人犯

于是，我们将之限制在家庭近亲的尽可能小的范围里。我们不谈论它，避免使用相关的字眼，不说"艾滋"，也不说"癌"，不说"咽气"，而代之以"慢性病"、"生命的终结"。我们把这些现象从孩子和脆弱的人面前藏开。就在不久以前，将逝的人还是在自己家中度过最后的日子，躺在客厅的沙发上或者楼上的卧室里，处身在生活当中，房门大敞，百叶窗半开半遮。医生和护士有规律地前来疗视。同时，这个一户之家在患者的周围继续着生活。

这并没有让死亡变得更容易，相比能够很好地实施镇痛的今天，经常是更其痛苦。这也没有让死亡变得不那么可怖，没让死亡更温柔。但这让死亡变得真实，可以估量，清楚可见，具体而无法回避——就在一张床上或一只沙发上，某个人的生命正在熄灭。同时，从老到小，每一个人都得以目击与陪伴他的启程。是死去，而不是简单地"消失"，不是被一辆救护车带走，运到医院的病房里，然后，有一天，就好像是中了毒咒一样，病床空了。

一切修辞上的委婉以及指称的置换都是为了逃避现实，然而，它们从来都什么也不能改变。人类不是"离去"。他们是死去……

四分之三的法国人都宣称希望死在自己家里……死在自己家里，好吧，但是要在怎样的条件下，由谁来环护？生活已经发生了改变。在白天，住宅是空的，同一个家庭的成员往往是彼此相隔甚远地度过这段时光。医学也发生了变化。通常都离不开设备，也离不开只有专家们才掌握的技术动作。在医院里，临终者得到洗浴，喂食，护理，观察。死在自己家里并不是那么简单的事情。这需要时间，需要一套医疗上的后勤体系，需要来自社会的与财政的承当，以及，尤其地，尤其地，需要有时间陪护、并且能够正视死亡的亲属……

四分之三的法国人都说宁愿死在自己家里，但在医院里熄灭生命的人数却超过四比三的比例，原因在于，对于许多家庭来说，将临终者担负起来，无论从物质上还是心理上都是不可能的。就在几十年里，一方面，人类的智慧发明了诸多神奇的工具，从而把死亡远远推延，把痛苦大大减轻，另一方面，死亡却也变成了无名与不存在的东西，没人愿意去对之有所了解，而整个世界也在尴尬当中将之推卸到医院专业部门的医生手上。

可是，死亡还不仅仅是人交还灵魂的那一刻。人们不仅不再知道如何陪伴身边的濒死者，而且也不太清楚对自己家的死者该做些什么——入土为安？火化？要不要办个葬礼？还是不办？在教堂办？还是在别处？

最后，我们也不再知道该怎样度过服丧期……死亡会引发哭泣，有时哭很久，任何抗抑郁药也不能消解这样的一种悲痛。但是，一当丧礼结束，就是必须回到工作上，必须脸挂微笑，重新绽现职业与社交的高效能，那时就靠每个人各尽己能地渡过难关了。死亡造成如此的可怕感，以致人们都期望服丧者另找地方去哭泣。为了不必与他们谈论那亡者，就不再邀请他们。因为担心找不到合适的言辞，就不再与他们交谈。另外，一如人们之把濒死者从家宅移到医院里，内心的撕痛也不再向着朋友的耳朵倾诉，而是转向职业的倾听者那里。一场场的死亡都被从谈话中删除。关键一点则是，要做得仿佛"这一切"都与现实无关……

结果是非常糟糕的。鳏夫、寡妇不仅要面对梦魇般的悲痛，还身处来自社会方面的孤立之中。做父母的被要求千万不要提起他们死去的孩子，要表现得好像那孩子从来就没存在过一样。恐惧、痛苦与道德上的失落感，则交由"心理关怀室"来担负关注之责。

在其丈夫自杀之后的几个星期之内，一位年轻的独立女记者失去了她的全部客户。她的客户和"朋友"们个个为她难过，可是，却都宁愿不用约稿、工作之类的庸俗事务去打扰她……她在承担悲痛之余，不得不改变职业网络，对服丧只字不提，以便能找到工作，养活她的两个孩子。

一天，在一家医院的过道里，我的一位同行碰见了一位泪流满面的年轻女性。他走到她身边，想要给她提供一粒镇静药片。在抽噎的间歇当中，她勉强地回答道：

"我没有病。我父亲刚刚在旁边那间病室里去世。我不需要镇静药，我需要的是哭泣。"

这正是从前的服丧仪式的用途所在——向众人宣告一位亲人的死亡，并且给予其家庭以哭泣的时间……而在今天，只能缄默，微笑，为了不要既失去工作又失去朋友。

这是一个无尽的螺旋循环——我们越不愿目睹死亡存在，死亡就越难以承担。精神病学家和心理分析学家都一致认为，如果曾经接触过祖辈的死亡，那么对父母的同样一刻就能有足够的心理准备，而在陪伴过双亲与亲属走向生命终结之后，这个人在迎来自己的死亡之时也就能从容以对。也就是说，我们越少直面死亡，就越不知道该如何直面它。越是把它从我们眼前藏开，它就越发的难以承担。

在地球的这一部分，活下来已经不是难事，我们所奋争的乃是长寿。仿佛活得越来越长可以让我们摆脱这个难以承受的事实：我们始终并非长生不老！如今，专家们谈论着人生的第四阶段（quatrième âge，指 75 岁以上的高龄。——译者注），甚至第五阶段！为了延长我们的极限而耗费的能量，已经到了疯狂、甚至临界于无耻与荒诞的地步。白发，衰弱的心脏，秃顶，绝经，皱纹，疲倦，还有眼袋，全都被终结了。我们都被督促着，把自己"做"得至少比实际年龄年轻十岁。伟哥，肉毒素，面容去皱纹手术，硅酮注射，各种激素，随时都可以为修复生命的衰耗而效力。为了那些热望长生的人，甚至还发明出生物低温保存法，把尸体保存在冰箱里，直到最终有人找到如何唤醒它们的那一天！每一年，市场上都充斥着新的技术奇迹，无不是要让我们相信，我们将成功地把那命中注定的大限之期再推迟五年，十年，二十年！从80岁老人随处可见，很快，就会变成百岁老人随处可见。然后呢？推迟死亡，好啊，可一直要推迟到什么时候？

总之，必须承认事实：死亡是免不了的……

个人已然不再知道该如何应付才好，而要让"管理当局"有所醒悟，把事情负责起来，也还得等上一段时间。在1999年，终于有一项法律出台，明白地确定在医院以及家庭中提供临终关怀的必要性，并得到了贝尔纳·库什内的挺身捍卫。由于我们越来越长寿，也就有越来越多的人由于衰老、疾病以及意外事故的并发症而陷入无法治愈的状态，在或长或短的时段内毫无康复的希望，这项护理就是针对这些人而设。具体来说，这项法律规定，卫生保健行业的从业人员要学会陪伴"临终"患者及其家庭，有时会长达数月……

由于这项法律，治疗疼痛成为了一门医学专业，在医学院里得到完备的教学。"您要是疼也很正常，您刚刚做了手术嘛"的说法被终结了，借口吗啡衍生制品会让人上瘾而拒绝开处方的做法也被终结了。终于，大家承认，生命之终结依靠哪怕是大剂量的镇痛药来得到缓解，总要好过恐怖的、痛楚的临死挣扎。我们学会了倾听患者的痛苦，不再将这种痛苦仅仅视作治疗过程或恢复过程中的一个因素，而是将其主要考虑为一门真正的病理学，要对其负起完全的责任。而对濒死者的陪伴从此也不再是被遗忘的课题，不再保留给神甫或者那些大家都很小心地尽可能远离、永远不会去咨询的来历不清的义务志愿者。

要让这项法律全面发挥效力，这需要时间。另外，还需要多种手段以创建提供临终关怀的内部及外部的部门。需要构建人员，重塑习惯，并且改变态度。学会谈论死亡，不是将其当作失败，而是当作我们能够有所改善的一种现实。正是从不再否认其存在的那一刻起，我们终于可以着手于理性地处理它了！

即使要让人心与实情都获得深度的改变还需要数年时间；即使在安乐死的反对者们的表述里，这项法律不过是一个专横的抉择，经受不住任何争议；即使该法律拒绝将同样饱受病痛折磨的全体患者都考虑在内，而仅仅涉及那些临近生命结局的人，即使是这样，它的存在也仍然是价值独具。

到目前为止，对于让人恐惧的、无名的、孤独的、独自缩在医院病床上的死亡，这项法律是唯一一点已有的、现代答案的苗芽……

不过，临终关怀即使组织得再周密，也还是会有患者死在其他医疗部门里，医务人员也还是会频频地遭遇这个紧要问题。可是在当前，无论在医学院还是在护士学校，"死亡培训"都始终不在议程之内。在学业的开展当中，关于可以或应该以什么方式对待死亡，如何宣布消息，如何让濒死者及其家人做好心理准备……我们中间的任何一个都不曾接受过丁点儿的入门教育。

医学院提供给未来医生们的首次 —— 也是独一无二的 —— 与死亡的接触，一般都是既生硬又残酷。解剖学课程中的尸体解剖课堂几乎被视做一种考验新生的刁难游戏，一种过关仪式，于是我们宁愿嘻嘻哈哈，以便更好地应付过去。在那个难以忍受的时刻，我们与赤裸的死亡面面相对，解剖室里总是回荡着下流的玩笑，以此来转移心情。医生总是更喜欢处理身体而忘记灵魂，因为这样更容易，干扰也要少得多。一具尸体，如果我们将之视为没有生命的机体，而不是看做一个死去的人，那就不那么困扰了……从本人的经验教训当中，我发现，法医学在大多数情况下也同样满足于这样的捷径……

会有那么一天吗，在医学院，究竟是什么构成一个完整的人，将成为教授的内容？那些大脑里已经塞满了无数技术资料的未来的医生们，要激发起他们在这些问题上的敏感，是可能的吗？怎样培训治疗者们，包括那些并非将要进入最"危险"专业的治疗者们，掌控住自己对死亡的惧怕，从而得以更好地理解、尊敬其患者及其家人心中的同样感觉？

我是经过一年又一年、一个又一个患者，在积累中学会的。 通过与家属交谈，我学会了如何与家属交谈——至于我在行医的头几年接触过的那些家庭，请原谅我的笨拙，原谅我间或会有的放肆不恭吧。通过直面我父亲的死，我学会了与死亡打交道，学会了在儿童的死亡面前、在因飞车而遇难的青少年的死亡面前控制自己的情绪，学会了当自己时而有些过度执著于抢救的时候，让自己停手。不过，我相信，在我们的教育中引入心理学家、精神病专家、心理分析专家和哲学家的内容，是很急迫的需要。另外，虽然对于一个未来的医生来说，所需要吸收的知识总量已经足够可观了，但是，还应补充进有关存在的若干问题以及大剂量的人道主义。

而且，不是将这些内容列为可以选修的细枝末节，而是作为我们这一职业据以成立的、无法回避的、本质性的构成部分……

九

樊尚

　　来到我们这里的患者大多处于无法说话的状态。只有通过他们的家人以及他们的病历，我们得以对他们有所认识。在樊尚转到我们部门之后的半天以内，我已见到了他的父亲、母亲、兄弟与姑妈。剩下的便是复健部转来的病历——他在那里待了将近三年——需由我一探究竟，以便知情。

　　这花去了一个下午。一个硬质外壳的大文件夹，至少有五十厘米的厚度，塞满种类多样的文件，总重大约得在三公斤。首先，我获晓了"安贝尔事件"的整个医疗过程，起首就是2000年10月28日他来到我们部门之际的档案和报告。我对此事仅有非常模糊的记忆，不过，当他达到贝尔克的时候，确实是落实在我们的部门……是鲁昂医科教学及医疗中心将他转送到我们这里。将技术资料以及他个人的资料浏览一过，已经足以让我在脑海里重建起他苏醒过程的各个阶段，也让我重温，在一个秋天的夜晚，暮霭中，他的汽车在乡村小路上撞入一辆卡车的底部之后，我们曾经如何尽全力阻止他滑向那致命的结局。

经我签字的、日期在 2000 年 11 月末的一份信函，把已经脱离危险的樊尚·安贝尔转交给了里戈医生所领导的部门。

接着便是关于复健的一个月又一个月的报告，冷酷无情。也许可以算是脱离危险了，但是，由于严重的、无法复原的脑部损伤，而终身性地四肢瘫痪。也就是说，从头到脚都无法动，也无法正常吞咽，因此便无法自己进食，也无法恢复说话的能力。无论眼科医生卡鲁戈博士尽了多大努力，也只是能看到些模糊的影子。无法以任何方式与人交流。才过 20 岁的年轻人，从此禁闭在一具僵硬的躯壳里……

多年以来，在我眼前，一一经过着，在工作事故中粉身碎骨的父亲，因为司机莽撞而被轧成骨折的儿童，由于脉管出事故而全身僵化的母亲，还有几乎还没长成的青少年，因为驾驶着平生第一辆汽车飙速而被撞伤，某次潜水时出错而没能脱险的运动员，以及所有那些被偶然击倒的人们，他们都是因为在错误的时间出现在错误的地点而成了受害者。在我眼前，不停地，一条条生命鱼贯行过。但是，我始终无法对此安之若素。每一次，同样的狂怒都会攫据住我，同时还有那疯狂的想要扳转命运车轮的愿望，以及始终不知如何才能做到的恼怒……

从樊尚的文件里，我还读出了暗藏其中的他的母亲玛丽的故事。自从离婚以后，她单身和儿子一起住在厄尔省的韦尔纳依市，但她放弃了在那里的家，也放弃了在银行的工作。她在埃利奥—马兰中心的对面租了个一居室，以便随时在场，在最近的地方，与她的孩子度过每一个下午，风雨无阻。在医疗中心允许的探视时间之外，她就在贝尔克市的一家家餐馆里做清洁以及杂工，赚取生活费。

到 2001 年 6 月，在九个月的深度昏迷之后，樊尚发出了微笑。当时，似乎唯有他的妈妈像新生儿的父母那样，相信他在有意微笑，而非神经反射式的动作。

不过，几个星期之后，一个简单的信号显示出，对于樊尚和他的亲人来说，将会有真正的进展——出乎所有人的意料，在数月的一动不能动之后，似乎能活动一根手指了。右手的拇指。接下来的文件见证了他母亲的坚韧，她最终与儿子一起开发出一种沟通的办法——由她背诵字母表，当念到他需要的那个字母的时候，他就通过手指上的动作示意她就此停下。

又花了她几个月的顽强努力，才成功地让她的儿子借助那珍贵的拇指走出沉默……2002 年 5 月 3 日，我的同事记录道，樊尚通过传述的方法与他进行了交谈，明显的，他保有着一切智力方面的能力。这位同事还明确写道，以他的意见，这位患者已经达到了其身体恢复的极限，因此，复健已经结束，应适时考虑将其转移到特别护理院，固然，樊尚与其母亲看来都很反对这样的方案。

可以想象这两个人听到那一消息时的郁闷不安。复健部意味着进一步好转的希望犹存。对他们来说，离开里戈医生的团队，就等于承认再也不可能有进步，停滞在这样的状态中，就此屈服。永远地。

樊尚没有屈服。一旦能够表达了，他就开始传述他的心声。那心声清晰得不容误会，他绝对拒绝在这样的状态中活下去，关在形同监狱的身体里，被无休止的痛楚折磨，除了一根手指之外哪里也不能动，就这样度过余下的四十或五十年。

接下来的故事，我此前在医疗中心的过道里就已经听这个或那个人讲述过，在医疗中心，樊尚和玛丽那无瑕的坚定无人不晓。樊尚请求他母亲帮他去死。在她拒绝之后，他通过向每个星期来探望他三次的辅导员进行传述，写信给他的姑妈，把姑妈吓坏了。由于她也拒绝帮助，他就干脆写信给共和国的总统。作为回应，他收到了一封标准化的回信，明显是出于一位顾问的手笔，以此把他支开。于是，他写了第二封信表达他的愤怒。一个小记者灵光闪动，想到把这个故事撰写成文，同时将那封信函也一并发表出来。

这一下，是雅克·希拉克本人回信了。看来是出于亲笔。目的是要说，他没有任何权力作出这样一个决定，但他的心与樊尚和他的妈妈紧密相连在一起。从这一刻起，传言就漫天飞个不停了。据说，玛丽·安贝尔在爱丽舍宫受到了总统本人的接待；总统与樊尚交流了好几回，在法英首脑峰会的时候，贝尔纳代特·希拉克（总统夫人。——译者注）借途经图盖之机，来到这里看望他。

还据说，玛丽最终被其儿子说服，开始呼唤新闻界的注意，并着手咨询如何能把他带到比利时或荷兰，在那里，在某些条件极为明确的情况下，法律允许采取安乐死或受助自杀……据说，在某个相关协会的帮助下，玛丽甚至最终设法搞到了为其行为所必需的巴比妥酸剂。

据说，都是据说。在档案夹里，是不会出现流言也不会出现总统的干预的。不过，我还是在其中发现了从巴黎圣—阿内医院发来的两份精神病学报告。非得要经大人物出手干预，才会有两位首都的专家被派遣到滨海贝尔克省来负责研究樊尚·安贝尔的案例！我的这些巴黎同事证实，患者心智清明，他在智力方面的功能已经全面恢复，他的绝命要求表明得非常清晰。他们明确道，比如，樊尚断然地拒绝了一切用抗抑郁手段对他进行帮助的建议，不管是心理性的手段还是药物性的手段。他只是简洁地，但坚决地，决定死去……

在继续阅读之前，我上网浏览了一圈，寻找那位记者所撰写的关于向希拉克上书一事的著名文章。找到的东西都与我刚刚了解的相合，在能够交流之后，樊尚就要求死的权利，并最终将母亲争取到他的立场上，得到了她的后援，也得到他全家人的支持。我甚至点开了法国电视一台《七七八八》栏目所作的一段详细总结，这一节目就在四天之前刚刚播出，玛丽在其中接受了采访，并清楚而平静地宣布，既然在法国没有人肯帮助她的儿子，她将亲自肩负起实现他的请求的担子……

没有任何疑问，樊尚真的想死。乃至于成功说服了他的全体亲人。玛丽所做的只是替他实施了他的愿望。假使我们没有对他加以急救，他家人中的任何一位都不会对我们做出指责。当然，前提是，我们在动手抢救之时已经了解到这一点。

里戈医生细心地记录了最近 48 小时发生的所有事件，步步无遗。星期二下午，他感到不安。他警告领导层，有可能会发生什么事情。得到的建议是，他应尽快接触卫生当局，在此处的情况中，就是本省社会及卫生事务局（DDASS）的监管医生。而后者告诉他，他应该立刻通知共和国检察官。他照此办理。检察官则向他解释，玛丽·安贝尔是樊尚的法定监护人，因此，如果要禁止她涉足其儿子的病房，那需要完成一个更改监护权的手续。这个决定必须依法做出，并非动动嘴皮就能做到。不过，检察官也知会医生，他会在当天就着手启动这个程序。

星期三早晨，就是樊尚遭遇车祸的周年日，我这位同事的忧虑有增无减。他再次给检察官打电话询问，如果玛丽真的付诸行动，该做什么？里戈医生在此所写下的东西让我费解，花了那么一点时间才能确信，对于检察官给出的回答，我的理解明白无误。然而，这个回答经过里戈医生的认真记录，确实是白纸黑字地呈现着。在 2003 年 9 月 24 日星期三上午 10 时，共和国检察官先生用这样一个简洁的句子解决了问题：

如果确有死亡发生，您不要签发火化许可证，我将以谋杀罪来展开预审。

一言以蔽之，所有的人都知情，但没有任何人做任何事来阻止可能发生的事情。春来秋去，玛丽·安贝尔就像是在无人的旷野中呼喊。当她说："我将亲手做这件事。"没人抬抬眼皮。 管理当局的唯一对策就是让她自己去搞定，然后立刻逮捕她……唯一一个表现出勇气的人，从一开始是她，最终也还是她。其他的人一律闪身躲避。可是，当她不出意料地终于付诸行动之时，人们却又根本不允许她把事情做成，而只是斯文地把病历转到我这里……

我想知情？现在，我是知情了。虽然还不敢对自己承认，但我已很清楚地感到，自己用去一天的时间搜集证据来证明急救樊尚有理，结果却并不能让给他上呼吸机一事站得住脚。在我刚刚仔细研究的档案中的种种情况的冲击下，一切都四分五裂。

一切都四分五裂，只除了一个因素，而这个因素恰恰极占比重，那就是法律。在法国，没有任何医生有权接受任何人想要死亡的请求。即使是樊尚·安贝尔，即使有三公斤重的档案表明，自从他在公路车祸中被从死神的门槛前抢救回来之后，那就是他唯一的愿望。如果那场车祸提早十年发生，由于彼时还没有相应的手段进行抢救，他非常可能会当场弃世而去。

十

该由谁来决定？

在疯狂的一天之后，回到家中，我才真正地意识到自己被送进了怎样的一条死胡同。"安贝尔事件"成了 8 点档晚间新闻的头条。我与玛丽—克里斯蒂娜、托马斯一起坐在客厅的沙发里，看到相同的画面在所有的频道上闪现：从各个角度拍摄的医疗中心；樊尚的病房以及病房上随风飘动的窗帘；还有我，穿着白大褂，含含糊糊地宣读一份健康公报；洛朗·安贝尔和他的父亲，在停车场或者贝尔克的街道上，带着怒气请求大家让樊尚安静地离开；玛丽的各种见于档案中的照片，勇敢母亲的标准形象……

警界已经开始占领相关问题的制高点。一些人呼吁新的法律，另一些人恰恰认为不该这样做，而司法部长宣称应该以"最大程度的人道"来处理这一事件。作为概念很漂亮，但，落实到具体，这是要说明什么呢？该由谁来做什么？

一个频道又一个频道，一个报道接着一个

报道，评论却始终如一：为什么要让如此的精神磨难折腾一个家庭？为什么要迫使一个母亲做出如此可怕的行为？一个人用掉那么大精力来呼喊他想死，那为什么还要热衷于救活他？到如今，樊尚的未来又会怎样？医生权力的边界在哪里？该由谁来决定？

该由谁来决定？

在这个问题上，玛丽—克里斯蒂娜的意见明确又干脆：不是我。她比任何人都更了解我。也许，甚至比我更早的，她感觉到，某种小小的装置在我的心神中已然转动起来了。于是，在我还没有投放出最微小假设的最初苗头之前，她就着手进行打压，并以她独有的固执反复敲打我"想也别想"：

"你有一个妻子和五个孩子。不能因为没人有勇气负责，就该由你来干脏活儿。"

"我什么也没说呀。"

"可是，我听到了你在想这个，而我不同意。你听见吗，弗雷德？我不同意。别人把病历转给你，你也依次把它转出去。"

"给谁？给玛丽·安贝尔？她被拘留了……"

"这和你无关。就这一次，替我们想一想。"

"昨天，你说过不该对他急救。"

"不做急救与卸除呼吸机，这之间有着巨大的区别。如今所有的电视台人员都在停车场候着你的动静，检察官也在他的办公室里候着，这区别就尤其明显了……你对此很清楚，你不能对我们做下这种事。"

托马斯则什么也没说。在 13 岁大的年纪，他只是在一旁听，沉默着，然后上楼去他的房间。新闻节目快结束的时候，电话铃声开始响起来。首先是孩子们争先恐后，想了解情况，想知道接下来将会怎样，想得到安心的保证。我觉得出他们是在兴奋与不安二者之间摇摆。我让自己的音调平静而充满父爱，以让他们缓和下来：

"别担心，一切都好。谢谢打来电话。正好明天就是星期五，所以咱们明天就会见面的……"

然后是朋友们，还有我的母亲与岳母，她们二人都因为在电视上看到了我而又兴奋又惶恐。我感受得到，玛丽—克里斯蒂娜侧耳留意着对话中的每一个字，她在客厅深处踱步，就像笼中的困兽，在愤怒中沉默……我清楚，整个晚上都响个不停的电话所造成的干扰，只能推迟她开始发起攻势的时刻而已，那个时刻注定会来。我们将会有一场严重的争论，达成一致的机会则非常之小……

那真是很糟糕的过程。在十五年的婚姻当中，我很少看到玛丽—克里斯蒂娜陷入如此的焦虑状态当中。她反复强调，她有一种很坏的预感。对此我当然很愿意相信，不过，我是个医生，科学与理性的医生。一种预感，哪怕是为我所爱的女人所拥有的预感，也不足以成为充分的论据。她说，又一次，我将为所有那些缺乏勇气的家伙顶缸。那又怎么样呢？他们缺乏勇气，那是他们的事。而我，我满脑海里都是玛丽·安贝尔的目光。她的惶恐。她的痛苦。还有樊尚的痛苦。即使他苏醒过来，他的母亲也不能再守在他身边——在她那样的行为之后，不可避免地会剥夺她对儿子的监护权，也会剥夺她与他独处的权利。他的生活，他们的生活，将会变成什么样？

玛丽—克里斯蒂娜则回击以同样的问题：如果我做下什么不法的行为，我们的生活将会是什么样？我知道她有道理。不过，这条道理并没有充分到足以让我抛弃樊尚和他的母亲。

由于她感觉到没有能彻底地说服我，于是就一一列举所有那些我固执己见一意孤行的事迹，并提醒我，我们为此付出的时间与焦虑。

一直说到去年夏天那个雨湿的下午，由于没有事先花时间好好估量一下地势，我发现自己驾着一辆巨大的度假拖车，困在一个布列塔尼村庄的狭小街道上进退不得⋯⋯

还是她有道理。可我是樊尚·安贝尔的医生。我应该决定的是，对他最好的是什么，而非对我或对我的家庭最好的是什么。

玛丽—克里斯蒂娜在尽她作为妻子和母亲的职责，以难以置信的精力，保护着她的小巢。可是，我知道，她到头来会同意，哪怕有那么一分钟，设身处地在同样也是妻子和母亲的玛丽·安贝尔的位置。我知道，虽然不是马上就能理解，但她到头来会理解的。另外，我还知道，她宁愿我有勇气而非懦弱。仅仅是个时间的问题而已。

在此刻，她哭了。而我无法提供给她任何足以抚慰的东西。在我们共同的生活中，第一次，我们怀着怨气入睡⋯⋯

我想到了我的父亲。想了很久。

在破晓时分，形式变得清楚了。我知道，必须有人做出决断，为樊尚做些事情。我还知道，这个人将是我，而非旁人。

十一

我该做的事

那是十五年前的一天，我作为麻醉医师在图盖的一家诊所工作。当时，我正和一名同事一起坐在入口处的台阶上。我们刚刚完成了一台手术，一边抽支烟，一边就任何一个身心正常的医生都会关心的那些事平心静气地谈论着：最新上市的汽车的大排量气缸在性能上的优劣比较，自己最小的孩子迈出的第一步，或者我们所属的网球俱乐部下一轮联赛的选手组合——在那时，我还没有发现高尔夫的精妙乐趣，而对网球极其入迷……

随着马达的尖锐噪声以及轮胎的摩擦声，一辆汽车不知从哪里就窜了出来，一直冲到我们的鼻尖前才停住。一个非常年轻的男人一边跳下车一边喊叫：

"救救他！他是我的侄子，从自行车上掉下来了。他没呼吸了，他没呼吸了……"

在汽车的后座上横躺着一个浑身血污的孩子。我的同事和我根据他嘴里发出的呻吟和唇上发蓝的颜色，立刻明白到，窒息正在夺去他的性命。这小孩在摔下自行车的时候，一定有某种硬物很猛地撞到气管上，并插进了气管，于是空气在气管中受阻，无法向肺部供氧……

仅用了几秒钟，我们就把孩子运入最近的一间治疗室，并给他插上了输氧管。他重新开始呼吸，皮肤也很快泛起粉红色。他得救了。

就在几个月前，由于一笔赡养费没有申报清楚的问题，我受到税务监管部门召传。出乎意料的是，监察官员热情地接待了我，是他让我回想起，在十五年前，我是如何救活了他那从自行车上摔下的儿子……

嗯，这就是一个医生的生活美好之处——准确地知道做什么以扭转命运。技术动作熟记于心，有足够的时间加以实施，关键时刻正好在场，在生命白白离去之前的刹那抓住它。如果孩子的叔叔当时不在出事现场；如果不是有座诊所近在咫尺；如果在通向诊所的道路上，那个铁路交叉口不是正好处于畅通状态；如果再多花了三分钟才到达诊所；如果我们还在一次手术过程中，而不是正坐在台阶上抽烟，那么，由于不幸地既没人拥有、也没人知道如何使用抢救他生命所必需的那一条塑料管，这个小男孩就会死去。

当我的职业就是如此简单的时候，它让我热爱。但事情很少是这样。

2003 年 9 月 26 日星期五早晨，我很早就上了班。脑海里还是晃动着妻子忧心与不幸的面庞，在早餐时，我还是没能与她和解。

"别做这个……"

"我不会独自做任何决定。会召开一个部门会议，大家一起讨论。"

"我肯定，你已经拿定了主意，而且你会最终说服他们的。"

“这是我必须为樊尚、为玛丽做的。”

“那么，对我们，你必须该做的是什么？”

那一刻不宜我们重启争论。我拥抱了她，然后离开了家，就像每个早晨都做的那样。家距医院二十多公里，在路上，我打开了收音机。樊尚被来来回回地谈论着。我似听非听。想到了我的父亲。想到在我通过博士论文答辩的那一天，在我宣诵希波克拉底誓言的那一天，他是那么的自豪。想到从那以后我所成为的这个人。还想到他的死，作为儿子，同时也作为医生，当时都需要我来做出停止治疗的决定，而这一经历让我发生了改变。

我知道我将做什么，虽然这让玛丽—克里斯蒂娜恐惧。我无限地爱她，但我得做我的工作。尽我所能，做到最好。

从前一夜开始，医疗中心的前面就成了媒体人员的闹市。他们明知我不会吐露一个字，但还是试着让我开口。我穿过人群前行，一言不发。

在楼里，我遇到了伊丽莎白·阿加斯医生，马上她就要结束值夜的工作。皮艾尔·米埃卡莱克比我稍晚到达，来接白班，一如既定规矩，与我们会合在一起进行交接。一张病床接一张病床，一个病室接一个病室……当轮到樊尚的时候，伊丽莎白简洁地做了个总结：状态稳定，没有任何并发症，自前夜以来没有任何新情况。

在巡床将近时，弗朗索瓦丝前来找到我：埃利奥—马兰中心属于奥帕勒集团，现在该集团的公关负责人想要与我交流一下，并且要求得很紧急。我给他打了电话，他向我解释，他被媒体纠缠不休，因此，至少要发表一个新的健康公告，这是免不了的。

“我将在部门里召开会议以做出决定。然后我来见您。”

“中午以前？”

"对对，上午。"

"很好。"

片刻之后，部门里的医生皮艾尔和伊丽莎白来到我的办公室会合。由于守夜负责人在白班期间缺席，就由咨询护士（infirmière référente）克里斯泰勒代替前来。我还请求里戈医生下楼来我们这里，在我眼中，他仍然是樊尚的主治医生，毕竟，是他最了解樊尚以前的情况。

在我们所有人面前，伊丽莎白再次总结了患者的状况。她还补充道，就在片刻之前，她曾经关掉呼吸机一小会儿，以试验他的反应——樊尚无法自行呼吸。

当我建议对积极治疗加以限制的时候，他们当中没有一个人现出惊讶的表情。房间中的每个人都再清楚不过这一职业行话意味着什么。樊尚所依赖的唯一一种积极治疗，就是呼吸机的支持，并且，伊丽莎白刚刚明言，如果缺了这项外助，他会停止呼吸……每个人都对停用呼吸机表示了同意。我趁势又提出，在我那样做之后，有可能还会注射一剂神经镇静药物。没有人做反对的表示，同样的，也没人想到问由谁来卸除呼吸机的问题——我是部门的领导，我已将责任承担在身，一如我一向所为。所有人都知道，对我来说，绝不可能任由一个患者在漫长的几分钟里因窒息而挣扎，直到死亡降临。既然不再能帮助一个人生，那就帮助他有尊严地死，乃是重症护理工作者这个职业的组成部分。

我走向樊尚的病室，身边跟随着克里斯泰勒。稍后，皮艾尔和伊丽莎白也一前一后来到我们身边，这时，樊尚已经死去了。用简短的几句话，我向他俩解释了经过。没人发出任何议论。

在我的办公室里，我与院长见了面。立刻，他打电话给那位女区长，以便她去通知仍然在押的樊尚的母亲。

剩下该做的就是面对众多媒体，新消息无疑会让他们发狂。公关部的负责人已经把记者聚拢在一间大厅里，迈步入厅之际，我能感觉到他们的焦躁与亢奋。

在如前夜一样歇斯底里的气氛当中，我站定在多只麦克之前，从衣兜里拿出一个小时之前打好的公告：

> 樊尚·安贝尔已于今天上午逝世。鉴于临床症状观察表所呈现的进展情况，以及他本人反复表现出的意愿，我们决定对积极治疗加以限制。已经陪伴他三年的医疗团队集体地、完全独立地做出了这一艰难的决定。谢谢各位。

我又含糊地说了几句话，有些困难地结束了声明。情感让我失语，让我喉间哽咽。并不是为了记者们。我从如浪般的问题面前抽身，再没多说一句话。

当我再回到部门里的时候，团队成员们的眼神，在昨天抢救樊尚的时候都是那么的激动，此刻看去重新宁静下来，平和而坚定。这对我很有帮助。弗朗索瓦丝依照她一向的审慎习惯，向我绽出一个非常节制但充满鼓励的微笑。

我打电话给玛丽—克里斯蒂娜：
"就是这样啦，事情已经做完了。樊尚死去了。"
"噢！不，弗雷德……"
在电话线的另一端，她抽泣起来。

几乎是刚刚挂上话筒，弗朗索瓦丝就转来了从贝尔克警察局打来的电话：

"日安，先生。我想知道，是否安贝尔太太可以来向她儿子的遗体致哀？"

"当然，随时都可以。"

"很好。她马上到。我必须通知您，在她探视之后，遗体将被转移到里尔法医学院接受尸检。"

我无须等待玛丽·安贝尔。也无须参与随后而来的那些事情。我已经做完了自己的工作。樊尚终于去了他想去的地方。我可以放手了。突然地，我感到精疲力竭。脑海里交混着玛丽·安贝尔的泪水和属于我的那个玛丽的抽泣。哭泣的妻子们。哭泣的母亲们。

我想要独自待着。我走掉了，以便有时间让自己的呼吸重新通畅起来。

十二

我负责

"安贝尔太太并不是那个帮助她儿子死去的人,那个人是我。"

在法国电视三台的镜头前,我说出这番话,风吹扰着它们,在埃利奥—马兰中心的停车场上飘散。当玛丽—克里斯蒂娜听到这番话的时候,她猛地从沙发上跳起身,转向我,焦虑到极点:

"弗雷德,说这话的时候,你真的清楚在干什么吗?"

当我回到家中的时候,他们都已经先到了:克莱尔,玛丽—克里斯蒂娜的头生女,医学专业的一年级学生;让—埃里克,克莱尔的弟弟,公共传播专业的大学生;玛蒂尔德,我的女儿,正在准备进入商业学校的入学考试;托马斯,他们最小的弟弟。只有我最大的儿子、住在他生母家的法比安缺席。——拥抱之后,大家在客厅里落座,等着看新闻消息。不自觉地,我点起了一支烟,八个月来的第一支。玛丽—克里斯蒂娜本来和我一起戒烟了,但一样地也点起了一支。先不管我们的肺吧。我们会再一次停吸的。等过了这一阵再说。

首先，荧屏上出现的是库什内：

"请允许我以我个人的名义向贝尔克医院的医生们致谢，请允许我说，按照我的观点，他们是满带着尊严与人道精神而行动，在我的眼里，他们是些伟大的医生……"

从余光里，我捕捉到家人的反应——我赢得了一分。每个人看去都很自豪，至于我，我很高兴听到一个如库什内这样的人站在我这一边。然后，报道就串联到我，呈现出当天下午我从医疗中心的入口处离开的场景。

再一次，玛丽—克里斯蒂娜哭了起来。孩子们看着我俩，并不真的理解这一切。于是，我也站起身，去回答她，去向他们解释：

"好啦，事情就是这样了。我很歉疚，不过，我当时想的不是你们。我想的是樊尚，连带地也想到他的母亲。既然我已经熟悉了整个档案，因此可以这样告诉你们：从头到尾，这件事都很可耻。所以我才那样做。"

人人沉默不语。只除了让—埃里克，他天性不知道发愁：

"别放在心上，妈妈。没什么真值得慌神的。媒体总是这样，他们拼命造势，然后气球捅破了，他们就转向别的题目……不出几天，就没人谈论这件事啦……"

她母亲投给他的阴郁目光再清楚不过地显示，这话不能让她信服……我再次展开攻势。我为他们讲述事件的经过，从头开始：樊尚的痛苦，玛丽的悲惨……一直到几个小时以前我们所做的决定，以及在樊尚病室里发生的事。

最初三个星期的学医生涯，已经足以让克莱尔疑问道：

我不是杀人犯

"很明显，氰化钾已经不再被建议使用了……人们有权注射这种药剂吗？"

"你得明白，我并没有太多的选择……巴比妥酸剂没能起到预期作用。在这样的情况下，你不会去琢磨哪种药是否被建议使用。你想到的是你的患者，想到的是让他缓解的最快最好方式……"

"同意，可是氰化钾就是不被建议使用啊。"

"确实如此，我也知道。我和所有重症监护专业的同行一样了解积极治疗当中的限制规约——氰化钾是被禁的。"

"那么？"

"我认为，注射哪种药物并不是要点。确实，为了完全地符合标准，我本应该选用另一种产品，或者另一组方案，选用电动注射器。"

"所以……"

"氰化钾让心脏停跳，我挑选的神经镇静药物抑制呼吸中枢，于是肺部就停止运作。血氧减少的情况同样让心脏停跳。在樊尚的案例里，重点在于做出停止急救的决定，具体施行的条件倒并不那么重要。"

玛蒂尔德等不及我话到尾声：

"总之，并没有别的选择。你做得很好，爸爸。我完全相信，你做得很好。"

托马斯还是一言不发。但，我看得很清楚，他对整场谈话没漏掉一个字。大概他很不安，但并不肯有丝毫的显露。

我爱这些孩子。爱他们的每一个，胜过一切。当然，我宁愿不曾用这样的体验来苦恼他们，宁愿保护他们远离众生喧嚣，让他们免于不安与焦虑。但我也不后悔。

"人不能永远地只是接受现实，无休止地接受现实。时不时地，必须有人奋起抵抗。现在呢，是我奋起了。这是因为我觉得该这么做，就算从今天开始我将承受各种后果。"

玛丽—克里斯蒂娜喃喃说道：

"可你想过会是些什么后果吗？"

说实话，还没有想过。可那一刻并不是承认这一点的好时候，事情总得一件一件进行啊。再说，也许是她搞错了呢，也许并不会有什么后果呢。除了樊尚今后将平静地安息，一如他曾经那么强烈地吁求的那样，而他的母亲也终于能安然入睡。另外，明天早晨，在醒来以后，我仍然可以在镜中直视自己，不会因为看到自己的面孔而羞耻……

十三

对他说

　　我从来不参加患者的葬礼，为了保持距离。但，樊尚，不一样。

　　自然，现场满满当当的都是人。电视人员与电台人员在群情激昂之中，搬来了一切他们拥有的器械——直播车，抛物面天线，线缆，摄像机，麦克等等——从医疗中心的停车场一直到教堂的前庭。朋友们、本地居民以及其他地方的人纷纷前来，在雨中最后一次陪送樊尚，但是媒体人员混杂在这一沉默的人群之中，显得格外抢眼……

　　当然不会去参与媒体的喧闹。我在斯特凡妮、萨布里娜、克里斯泰勒以及其他几位团队伙伴的陪伴下，从一扇暗门潜入教堂。

　　我不认识樊尚本人，只是通过病历才对他有所了解。可是，从今以后，我俩的故事将紧密连在一起。我所做的，是为了他；也是为了他，我才来到这座教堂。可说到底，为了他，也有那么一点儿是为了我。我有些话要对他说，而在我看来，此刻正是合适的时机。

奇怪的仪式，既快乐又严肃，既深沉又轻松。也很打动人心。想来，这正是他希望的——一个庆祝他获得自由的节日。我似听非听。人在这里，思绪却在别处，更是与他在一起，而不是与上帝在一起——我不得不承认，只有信仰上帝对我合适的时候，我才去信。爱樊尚的人们纷纷前来，为的是要说，他在经过长达三年的一场艰苦抗争之后，终于启程了。他们为他高兴，并祝他一路顺风。

一路顺风……这恰恰是我最需要的，我也如此向樊尚解释。为了帮他走出困境，我拉了他一把。现在，该是他不要扔下我不管了。

我想到他的母亲玛丽，也想到我的妻子玛丽—克里斯蒂娜。我希望，他能从当前所在的地方看到，她们的焦虑正如一对姐妹，并能明白，轮到他来行应行之事了，以保护这些女性免于悲痛与敌意。

我体味着这如此特别的一刻，与一位死去的患者独自面面相对。我的患者，在大多数情况里都像樊尚一样，我从来没有与他们交谈过。我对他们的了解，都是通过他们的病历、家人，他们的过往经历，以及没能被成功挽救、因而过早凋零的生命之痛。

当需要做出卸除的决定，然后反向地施以帮助，这时，被卸除的并不是仪器，而是人。这是个无可挽回的行为，后果沉重，尽管在那个具体的时刻，所有的人——家人，亲朋好友，以及治疗人员——全都知道，对这个人来说，那是最好的选择。我总是留足必要的时间，让这个人得到尊重的时间。我同这个人从来没有交谈过，但是，我尽可能地与他在一起。我知道，这样的时刻是严峻的、特别的、重要的、实质性的一刻，是为两个人共有的时刻，属于他，也属于我。我尽己所能地，努力在那一刻表现得自尊。

我希望，樊尚知道这一切。我相信，他知道，他和我站在一起，就像我的父亲那样，虽然我从来不向他开口，但他却始终在我身边。我希望他们将帮助我，他们两个，助我直面将要来临的事情。

　　我相信，教堂是最合适的地方，让我把心事告诉他们。

十四

害怕

"姓，名，出生日期和地点？"

"肖索侬，弗雷德里克，1953 年 3 月 22 日
生于滨海布洛涅省。"

"犯罪记录？"

"清白。"

"啊，好啊。您有个好开头……"

我看着警察，一头雾水。他把目光落准在
我的双眼，回答我无声的问题：

"谋杀……"

简直像是他把一记重拳打在了我的神经
上。他疯了吧！我试着沉着应对：

"要定为谋杀，得有预谋，不是吗？"

"绝对是。预谋，先生，就是您在付诸行
动之前组织的那个部门会议……"

我感到自己的身体软在椅子上，心神则四
分五裂。有那么几秒处于完全的惊慌失措之
中。我无法思考。我甚至无法跑开。

几天以前，当玛丽—克里斯蒂娜把传票
递给我的时候，她那张神情扭曲的脸孔此刻在

我不是杀人犯

我眼前浮起。当时，我回应她的那种蛮不在意的语调此刻也在耳边响起：

"别在意，他们只是需要我的证词。我没什么可隐瞒的……"

然后，记者们对我的围堵也在我眼前浮起，今天上午，他们齐聚在警察局前等待我的出现。我当时不明白他们为什么会待在那里，也不明白他们那些极其愚蠢的问题凭何而发：

"肖索依医生，如果您遭到拘留，您将如何应对？"

"您将会重复您的声明吗？您到此刻还认为是您杀了樊尚·安贝尔吗？"

"您请了律师吗？"

"您赞成就安乐死立法吗？"

"有人向您解释过，一旦被起诉，您所面临的危险吗？"

我把他们都当做疯子，居然会想象如此不可能成真的事情。拘留，然后还有什么？我来到此处是作为证人，为了给相关档案提供我的职业看法。没有什么可以用来编造故事，也没什么值得上晚上 8 点档的新闻播报……

当我总算设法进入警察局之后，觉得这是个脏兮兮的地方。一切看去都老旧，灰暗，墙皮有点儿脱落，陈设有点儿破旧……我不由想到玛丽·安贝尔。当听到儿子死讯的时候，她正拘留在此，在这个阴沉的、冷冰冰的地方。还能有什么地方比这里更叫人不舒服吗？我想象不出来。除非……也许……一间监狱的牢房……

接着，我见到了负责讯问的警官，他严肃而刻板。当他让我就座的时候，我注意到，在电话座机的旁边摆着一张相框，里面是两个孩子的照片。肯定是他的孩子。一丝快乐的痕迹。我还在片刻间窥见，在我的座椅的后方，角落里有根木柱坚牢地固定在地上，其顶端挂着一副手铐。我心里嘀咕，他们大概会把顽抗分子或者危险分子捆在那里，加以讯问。

他让我安顿好。然后就开始进攻。简单来说，他一拳就把我打翻在地。

这个疯子，难道竟然是我吗？难道这次传唤真是一个噩梦的开始，而我会被拘留，就像那些电视剧里的情节，一个人因为车载收音机被盗而去警局报案，结果却再也无法脱身离开？我一分钟也没想象过整件事会照这个路数急转直下。我甚至还没说出一句预备要说的话，他就已经有备而发，提到那次部门里的会议，试图用这个把我套牢……我来是为了作证，他却待我如同被告。还不是随便什么被告，不，而是一个他已经认定有罪的被告。实际上，他亲口宣布了，是作为谋杀犯。在这个代表着法律的男人眼里，我不是个良民，而是个杀人犯。我来这里干什么？又怎样才能从这个圈套中脱身？

我的后背发凉，感受到那个挂着手铐的木柱的在场。刚才，它显得很阴惨，现在则让我感到害怕了。

"好吧，肖索依先生，让我们从头开始如何？"

这位警官又核实了我的职业，如此装点一下门面，然后就换了调子。见面的余下部分在一种冷冰冰的礼貌中展开。我让注意力集中在自己前来的目的上，即，提供关于事实的尽可能精准的版本。他以一个维护法律的、正在履行其职责的警界官员的应有态度倾听着，非常的富有技巧，但不怎么带有善意。于是我也采用了同样的调子，很技术性，并且精确。一样的，非常职业化。不沾涉灵魂。我把自己目击所见详加叙述，关于对樊尚的急救，关于他状态的稳定，关于对他病历的研究，关于部门里的会议，以及卸除呼吸机的决定、第一次注射、第二次注射、死亡，尽力不遗漏任何细节。我没有任何理由要撒谎，并且也明白，团队其他成员以及尸检报告都会确证我的声明。

我说，他则在打印机上不断打字。当他对自己的理解有疑问的时候，就让我把话加以重复。要是我的话依他的标准来说不够精确，他会插问一两个问题。就这样漫无休止的至少持续了两个小时。然后，忽然，他说可以结束了，把一叠他刚刚打好的字稿推向我，要求我仔细地复读然后签名。

我照做了。这是一篇冷冰冰的、简明扼要的记录，其内涵丝毫不涉及灵魂与人性。我与樊尚、与他母亲相遇的经过，被转化成了有关技术的报告。成了对医疗操作的描述，脱去一切关于生存的考量。与我看待生活的方式、实践我职业的方式截然对立……

我暂时把道德放置一旁，在每一页上都签上缩写签名，并在最后一页的下方签署全名。我感到，自己也被清空了一切人的内容。

他收拢好打字稿，然后站起身，请我跟随着他，把我引到另一个办公室，在那里，他的一位同事很亲切地接待了我。坦诚的目光，热情的笑容。一下就改变了！我接过他递来的烟，贪婪地吸进第一口。此时的印象就像是刚刚从一次糟糕的旅行中归来，但还没有完全到达终点。没人向我解释正在发生什么，但我心里却很清楚。分明听到，就在隔壁的办公室里，传真哒哒，把我的证词传送到检察官的办公室。他将对其加以了解，然后决定下一步的事情。

如果就这么发展下去，那么，那些记者真是有道理的。我会被拘留。或者，直接开始对我审讯。然后，把我送入监狱。暂时性拘捕，为了谋杀的罪名。

谋杀。

那一刻，在我的脑海里各种想法此起彼伏，无法自控。玛丽一克里斯蒂娜真是有理啊，我为什么永远都做不到闭口不言呢？那样的话，人们就仅仅会说，樊尚死于并发症，这会让所有人都过得去，于是，大家就再也不提它了。不过，说到大家再也不提它了，也未必就那么容易……检察官早就警告过："我会以谋杀罪展开预审。"我肯定，他在这件事上是不会放手的。可是，无论如何，人们不能让樊尚在接下来的四十年中锁在他自己的躯壳里，不能让他的母亲因为企图谋杀而关进监狱呀。

其实，人们能那么干的。

不仅如此，其他人就敢不在乎地那么干，所以今天也不是他们处身在尴尬境遇中。可被卷进来的我的孩子们呢，他们会怎样？如果我真被投入监狱，那么，谁去支付房子、学费以及其他种种？当然，玛丽—克里斯蒂娜能够应付，她很坚强，总是能够从困境中闯关。可是，她本不该遭受这一切啊。再者，如果我从此被禁止行医，那将会怎样呢？我实在不该对那位警官讲述那一切。我应该保持沉默，然后唤来我的律师朋友安托万。为什么我当时没有要求他们把安托万请来呢？我不是个杀人犯。

我不是个杀人犯。

"肖索依先生？"

那位警官的脑袋探进办公室的门。从他的脸上，看不出丝毫他心中的想法，也猜不到他将要说些什么。我希望，他没有发现我目光中的慌乱。

"很好，您可以离开了。"

一定要做到的，是摆出一副漫不经心的神气，不要说出"谢谢"。无论怎样，我不会感谢一个把我视做谋杀犯的家伙。

"很好。"

"我觉得，您不会太有兴趣走出前门，被等在那里的那群人追踪吧？"

"确实……"

"有人会送您从后门离开，您的妻子就在外面等您了。"

忽然，一切都进行得很快。那个曾经递我一支烟的唱红脸的警察引领我穿过走廊、楼梯以及办公室的迷宫，直到一扇通向外界的门。雨丝让我从麻钝中清爽起来，在巷子的入口处，我看到心爱的玛丽—克里斯蒂娜正耐心地等在她的汽车的方向盘前。我快步冲过去钻进车，她立刻让汽车起动。从后视镜中，我看到狗仔队员们眼看着我们离开而无可奈何。仅仅两分钟，我们就远远走掉了。终于。

一开始，两个人都一言不发。玛丽—克里斯蒂娜全神贯注在开车上。照例的，她试着不在贝尔克的街道当中迷路，按说她对这些街道早该烂熟于心了，但就是无法牢记清楚。我悄悄观察着她激动与坚定的神情。她永远都不会想象得到，看着她，让我何等的动情……

"是他们把你叫来，让你把我接走？"

"不，是我决定这么做。我看到了新闻快讯，其中播放了你到达警察局时的场景。当我看到那一片乱哄哄，就对自己说，我要来让你从那一片混乱中抽身。"

"那些记者就让你经过了，没制造麻烦？"

"他们不知道我是谁，你不会觉得，我会主动告诉他们我是谁吧！你真该看一看我怎么蒙他们的！"

她笑了起来。

"我摆出顶傻的神气，还学着马赛口音问：'这里就是警察局吗？我的包包被偷了呀。'"

我也笑了。通过我们在土伦度过的六年，她能够熟练地滑稽模仿那里的妇女形象。当她表演其拿手好戏的时候，我真的崇拜她。

"这招管用了？"

"顺利极了！他们全都把我当做疯子。甚至警员们刚开始的时候也是如此。"

"您可真是我行我素啊，肖索依太太。"

"应该说尽我所能吧。后来，我告诉他们：'我是肖索依太太。你们看到外边那景象了吧？我丈夫是个医生，不是明星。我来是为了让他躲开那一切。'"

这个女人总是让我惊奇。

"于是呢？"

"于是，他们非常的殷勤有礼。告诉我，你的事情很快就会结束。还把你将从那里离开的门指示给我，我就把车停在门前等着你。就在你出现之前的几分钟，他们派了个人来通知我，于是我就发动了马达。就是这样。"

"谢谢，你让我毫发未损地逃脱了。"

"你还好吗？"

"还好。"

我看得出来，她在心里非常清楚，情形并不美妙。不过，需要给我一小段恢复的时间，然后才能告诉她那位警官要的把戏。一定要做到的，是采用足够轻松的语气，避免惊吓到她……

在吃午饭的时候，我终于能够把前前后后的情况吐露一些了。没有全部倾倒而出，我并不喜欢过多谈论此刻心中真实的纷纭念头……她对我没有丁点儿的怒意。我感觉得到，我已重新找回了她，而我们，我们两个人，将会重新组建起一个团队。

我对她说，我很歉疚，并且终于明白她为何而感到害怕了。我对她说，她是对的，可是，我还是看不出自己怎么能够有其他的做法。

"你本来可以有其他的做法。但是，我相信，如果你采用了其他的做法，我并不会感到乐意。当然，除了一点，就是应该避免说出声来……"

"可是，既然他们全守在那里，捕捉着我操作的一举一动，保护我的最好办法，就是利用他们做我的挡箭牌。"

"什么挡箭牌？根本就是失败……"

"不，我不这么想。看看结果吧，所有的人都清楚经过是怎么一回事，而所有的人都站在我这一边。对于检察官来说，要对我发起进攻，将是很复杂的……"

"希望你是对的。"

和她一起度过片时，让我身心受益。但是，当我离开她，回转医疗中心的时候，却感到心头灌铅一般无比沉重。这是审讯的后续影响。一时间各种焦虑一起涌起，在我的心绪中纷乱盘旋。感觉糟糕透顶，并且精疲力竭。

一到办公室，我就给我的律师朋友安托万去了电话，向他讲述我这个糟心的上午。他非常留神地倾听，提了些非常细致的问题，最后，得出的结论还算得让人心安：

"如果任何一处有问题的话，他们也就不会让你离开了。"

"不过，我真正的危险是什么呢？"

"咱们不清楚，弗雷德。必须等检察官做出决定，然后看他决定诉讼谁以及为了什么罪名。"

"那要等到什么时候？"

"要等到他乐意的时候……"

"如果他启动诉讼，那么我的危险是什么？"

"听着，不要现在就开始为这个操心。"

"我想知道，安托万……"

"好吧。如果他启动诉讼，那不可避免地会是追究谋杀罪。那也就意味着他会把案件提交给一位预审法官，由预审法官做决定。"

"决定什么？"

"有可能是宣布不予起诉，于是案子就此终结。"

"另外的可能会是什么呢？"

"说到另外的可能，针对谋杀罪名，那可没有太多的花样，只能是刑事审判。"

"刑事审判？要是受到刑事审判的话，我有被判多少年的危险？"

"先别慌，弗雷德。咱们还没到那一步。"

"告诉我。"

"带有预谋的谋杀案，最长可以判无期徒刑。不过，绝对不会到这一步的，弗雷德。刑事判决将由普通公民组成的陪审团做出，而你已经看到人们的反应了，全世界都站在你的身后支持你。"

对我来说，仍然像是兜面挨了一拳。无期徒刑。整整一生都被监禁，就像樊尚那样，恰恰是缘于想要让他摆脱这一状态……

"别烦心，弗雷德。这是最灰暗的设想。目前，离那一步真的、真的非常之远。首先，就是要等待检察官的决定。"

"可等待是最难忍受的。"

"欢迎来到本国的神奇法律世界，我的朋友。你将发现等待会是多么的长久……"

下午稍晚，弗朗索瓦丝过来通知我，克里斯泰勒也被叫去录证词，刚刚从警察局回来。她满眼是泪。

我花了很长时间陪着她。显然，那位警官向她也上演了对付我时的同一出好戏，暗示她将作为谋杀案的同谋而遭起诉，以此吓唬她。突如其来地，她为自己几乎说出了真实情况而道歉！我尽自己所能对她加以安慰，告诉她说：他对我也唱了同一出白脸戏，而我也一样地上了当。我感到，她似乎很难相信，她的老板也会有张皇失措的时刻。这倒也不错。

我没有张皇失措。首先，此刻不是可以张皇失措的时候，其次，让她有我可以依赖，也正是我工作的一部分。我才是负责的人，而不是克里斯泰勒，在这个故事里，她仅仅是个完美的护士，一如其职责所要求的……

这个难熬的白天因当晚的值宿而被延长，夜色显得漫无尽头。躺在专为值班而设置的卧室里，我试着入睡，但做不到。警察的话语和安托万的话语在黑夜中交相回响。谋杀凶手。预谋。刑事审判。无期徒刑。

我究竟陷身在什么之中？又怎样才能从这个困境中脱险？

为了忘掉惧意，我翻阅着来信，自从樊尚死去的一刻，这些信就雪片般飞向埃利奥—马兰中心。成千上万的来信，经过弗朗索瓦丝的细心归类。所有的信都表达着同样的意思：致谢，致敬，喝彩，鼓励。医生们在信中写道，他们一直都在孤身作战，而现在应该是推动事态前进的时候了。母亲们、妻子们则讲述她们的孩子或丈夫数月、数年地沉陷在昏迷中的可怕遭遇，也讲述她们的绝望。老人们则希望，有那么一天，法律可以提供给他们一个更温柔的结局……

在信堆中，我发现了来自一位同行的一封：

……正如我们中的大多数人一样，在您身上，在您人道、敬业、既尊严又充满责任心、既恭敬又可敬的态度上，我看到了我自己。谢谢您，为我们这个职业、这个如此让人自豪但又如此困难的行业，赋予了一个如此美的形象。更要感谢的是，您为"责任"一词的含义得以重焕光辉而做出的贡献："谁肩负着责任，谁来担当，并且也是谁承担后果。"我们这一满带着人道主义与高超技能的职业，其要素之一，以及其崇高性之一，正在于此。

作为结束，请允许我引述蒙田的话："如果需要一位智慧的妇女让一个人来到世上，那么，还需要很多的载渡者、需要智慧的男男女女在这个世界上陪伴他，并帮助他很好地离开这个世界。"

这些话对我有很大鼓励，但也把我淹没。它们带来成堆的问题和要求，沉重地压在我的肩上，也压在我的生活和未来之上。人们谈到法律，安乐死，受助自杀，生命的终结以及温和的死亡。我还从来不曾花时间在这些主题上找出自己的明确意见。直到此刻为止，我一直都认为，社会活动并非我的职责所在。

对我来说，我的职责就是抢救生命。一旦做不到的时候，就设法让生命没有痛苦、充满尊严地结束。在我的想法中，没有任何法律可以阻止我如此去做。

十五

死亡需要时间

从自行车上摔下来的那个小男孩，要抢救他只需几秒时间，就像电影里表现的一样。人们在电影中看到的总是，通过几个近乎魔法般的动作，医生就战胜了死亡，也或者，患者在片刻间便咽了气。可是，生活中的事情很少像在电影里那样发生。电影，以及电视节目，总是会遗漏掉成本高昂而令人困扰的一个细节，即，治愈需要时间。死亡同样如此。

那时，梅兰妮还不到 18 岁。她正过着普通中学生的平静生活，为毕业会考做准备，就在这时，她开始感到腹部、肩和肺部疼痛，并且痛得越来越严重。负责诊治的医务团队花了些时间，才得以搞明白她的厄运所在——一种罕见的病毒性细菌侵蚀了她的肺部，并已达到了最终可能让她无法呼吸、摧毁她的呼吸系统的地步。情况是致命的。

当梅兰妮来到我们这里的时候，她的状态糟极了。接下来的十五天，无论我们如何努力，只是在不断恶化。我们越奋力，她的情况就变得越坏。那真是一场灾难，梅兰妮就在我们的眼前一点点死去，我们却什么也做不到……

在尝试过我们所拥有的一切手段之后，在无望之下，我们把她送到了巴黎的一个医疗部门，那里配备有一台进行体外氧合作用的仪器。这真是最后的希望之旅。整整两个星期，梅兰妮的血液循环被导入这台仪器，它将她的血液加以氧化，然后再重新输回她体内。她的机体需要这样的一段时间，才能让细菌消亡尽绝，最终能够正常地进行氧合功能。结果，梅兰妮得救了，回到了我们这里。她重归贝尔克，以便与我们一起开始其康复期，然后再转到另一个更对症的部门去治愈并发症，并接受肺部的操练疗法。

究竟为什么以及是怎样的，她摆脱了病魔？这很神秘。我们当时真的以为她会死去。但是，即使我们已经不再相信努力会有效果，在把所有尝试都尽最大可能地运用之前，又怎么能轻易让一个才17岁半的少女就此离去？

对于我们接受下来进行重症监护的患者，其中很多人的病理都是需要数小时、数天、数个星期，才最终能有所改善。以什么作为衡量标准？这也是个秘密。每当为了维持住患者的生命，我们把一切有用的治疗手段都施用上之后，就丝毫不再能控制他的机体对于这些治疗的反应，也无法控制这些反应所需要的时间长度。也正是这一情况造成了这一专科的特有难度。

不见改善的状态持续到多久，我们才可以认为，患者的情况将不会再有好转？

数天以来，我们一直在鼓励患者家属不懈等待，那么，又怎么让他们承认，既然患者的状态没有任何变化，因此，就此开始，是时候放下希望了？

怎么对他们解释，那首先似乎是很友善的时间——"如果他能在接下来的 72 小时里坚持住，那就跨过了一个决定性的阶段"——最终却可能转变成不祥征兆的预示——"他已坚持了好几个星期，但丝毫不见转好的迹象"？

如果我们真能给各阶段的持续时间画出一张明确的坐标图，让无论救治者还是被救治者都能够清楚"咱们现在是到了哪一步"，事情将是多么的简单啊。

需要多少天让一个脑颅外伤患者走出昏迷？

需要有多少个月不见改善，才该承认已经恢复无望？

需要多长时间让一个从昏迷中苏醒过来的患者恢复其基本身体功能？

在病情缓解已有多少个星期之后，我们可以认为一个患者是痊愈了？

医学固然是一门科学，但对这类问题并无答案。我们不知道的还有，需要多少时间，对于那场把他们的一个亲人钉牢在我们部门的病床上的悲剧，一个家庭才能将之消化掉；让一个妻子明白到，她的丈夫永远也不能与她交谈了；让一个父亲明白他的儿子大概再也无法移动身体；让孩子们知道他们的养育人今后将无法进行任何交流……

我们唯一确知的清晰现实就是，对于每一个相关的人来说，都需要"时间"的作用。对于医疗人员也不例外，以让他们承认，尽管尝试了一切以阻止患者滑向死亡，然而，非常无情地，他还是滑向了那里；以让他们承认，也许，是"时候"放手了……

在我的重症监护部里，死亡不可能是无名和孤独的，十二张床中的每一张都需要一刻不停的关注。患者们被插连上高度完善的器械，要求我们对最小的故障都要防患于未然。我们并不总是知道如何让生命恢复健康，但是，只要大脑供血顺利、心脏不衰竭，那么，我们就有办法推迟死亡，几乎无限期地推迟。

既然实际情况迫使我谈论这些事情，那就尽量清楚明白地谈，如其所是地谈吧，虽然这些事情很让人反感。生与死之间的区别是什么？界限在哪里？在一百年前，问这个问题无疑会使我被当做白痴：一个活人，显然，就是一个还没死的人；而一个死人，无疑就是一个不再处于生命状态的人。然而，在一百年里，我们取得了无比巨大的进步，特别是在阻止人"不再处于生命状态"这个方面。

我们唯一确实无所能为的死亡就是脑死亡，一旦大脑不再运转，我们是不知如何将其重新启动的。

不过，我们懂得如何给心脏以外助，让它不要停止跳动。如此坚持很长时间。

利用人工呼吸机，我们可以把患者的最后一口气维持住。持续几个月……

另外，我们还能做到，不经血管而更新血液，给无法自己吸收营养的人进食，给无法饮水的人补充水分，甚至，当一些患者的病痛为清醒状态下所不能忍受，就让他们沉入一种人为的昏迷之中。

那么，什么是一个活人？什么是一个死人？该不该把那些了不起的"助活机器"拔卸掉？以什么理由，在哪一刻？由谁来做出决定？法律宣布："不要不合理的坚执。"但是，又由谁来定义，什么是合理的，什么不是？并且，怎样做，才能让一些人眼中的合理也为另外一些人认同？

即使在将来，不论在医院还是在家庭中，临终关怀都得到充足的发展，以至于濒死之人不再被遗弃，我们还是不可避免地会有面对生命停止的那一刻。

在漫长的时间里，人类对于这个时刻都没有任何的决定权。生命停止，是因为机体受伤、病变或者衰竭，不再运作。可是在今天，凭借着助活的仪器，我们知道如何帮助一具机体运转，而不管其他，如此地持续数天，数月，数年……正是这样的一种事实状况，迫使我们提出一个虽然尴尬却必须正视的问题：从哪一刻开始，应该中止帮助一具受伤、病变或者衰竭的机体运作？

从哪一刻开始，应该卸除呼吸机或者人造血管？

那些严重事故的受害者，虽然在命悬一线之际被我们挽救住，但其身体却几乎完全地不再拥有任何功能，甚或就是彻底地不再拥有任何功能，对于他们，也存在着同样的问题，并且情况更为严峻。在贝尔克医院，我们目睹着沉睡在昏迷中的人来了又去，没有任何人知道他们是否有一天能够苏醒，以及将在怎样的状态下苏醒。还有四肢瘫痪的患者，像樊尚那样，其未来就是永远地钉牢在医院病床上，被疼痛折磨，没有任何与他人交流的可能。在负责早产儿的部门里，人们把婴儿救离死亡，结果却发现他们终身地彻底丧失一切发育的机能……

然而，没有法律，也没有人，来告诉我们，关于所有这些活着的死人该做些什么，对于他们，我们也不存在任何规划。

于是乎，患者的家庭各自想办法解决。他们最终发现了那尽人皆知的"专业护理院"。那里接受"长期住院者"，也就是长期的植物人，他们被评估为永远不可能有任何进展了，因而相关的刺激治疗被放弃。在最好的情况下，他们会被喂食、洗净身体、换衣服被褥、观察病情。可是，并不总是能得到他们所应得的关心与尊敬。好一些的情况是，他们长达数年始终在植物人状态中，时间对他们来说停滞了，但对他们的家人来说却是异常的沉重与痛苦。坏一些的情况则是，由于缺乏细致的照顾，他们的身体趋向恶化。由于褥疮感染，以及并发症导致的体质衰退，他们的结局就是在没有关护之下慢慢死去……

有的时候，患者家庭根本就找不到地方，原因可能是太远，太贵，没有空位，或者没有附加医疗保险……我记得，有一天曾经见到一位女性，她的儿子是事故受害者，成了长期植物人，她在更早些的时候把他带回了家，而这把她累垮了。在悲痛、疲累与绝望的折磨之下，她的丈夫在几个月前去世。她的女儿陪着她一起前来我们这里，始终泪水涟涟。听这位女性和这个少女讲述，她们每日生活的全部就是伺候那个伤残的年轻男人，我们明白到，这个家庭也严重地受到了事故创伤，陷入到真切的、致命的惨境中，并且，恰恰由于这个被抢救成功的人活了下来，她们却难以继续存活下去。如果这两位无比勇敢的女性也读到我这里的文字，请她们原谅其中的残酷吧。然而，为了一个活死人的不见尽头、毫无希望的濒死状态，而用三个人的仍然很有意义的生命为代价，真该如此吗？但是，对于一位母亲、一位丈夫以及孩子们，如果我们挽救了他们几乎没有生命也几乎没有灵魂的身体，而对他们的亲人而言，这具身体到死为止都将是额外的、压倒性的负担，那么，又到哪一步才可以将之放弃？

在目前，关于何为"不合理的坚执"的界点，法律任由医生们独自去做裁决。当然，除非在已成既成事实之后，某些环节出了纰漏，于是检察官会开展调查。在安贝尔一案中，法律的坚执——绝对禁止任何人杀害任何他人——正与樊尚和他母亲的理由相抵触，在他们看来，目前的这种生命状态根本无法忍受下去。在肖索依一案中，检察官在"事先"拒绝干预，在"事后"却又决意问咎，则是他的坚执与安贝尔全家的理由，也与救治团队的理由，相抵触。

　　　　　　　我不是杀人犯

有些时候，生与死的边界是如此漂移不定，与之不时发生接触的经历让我们面临如此切身的问题，实在需要全社会终有一天愿意一起关注这个课题。人们不能永远地将之推卸给医生……

十六

玛丽—克里斯蒂娜眼中的
弗雷德里克

我与弗雷德结婚已有十五年。我的弗雷德。在这十五年当中，我们从来没有过堪以与此相比的艰难经历……

我第一次为他感到真正的担忧，是他被传讯到警察局的那一天。他出发前往那里，不带一丝忧虑之感。将近 10 点钟，我打开了电视机，结果看到在警察局大门前的他，被一大群记者围拢住，向他问各种可怕的问题。他那精疲力竭又茫然无措的神情让人联想到一只没有自卫能力的猎物。我不能任由他独自面对这一切，特别是，当他走出来的时候，情况肯定还要更加糟糕三倍。我前去找他。

当他出现在后门的时候，已经老了十岁。面色灰白。我立刻明白，有严重的事情发生了。

自然，他什么也不肯说。弗雷德从来不会说起像这样的事情。懂得与所爱的女人谈论他

我不是杀人犯

们的伤痛与恐惧，这既不丢人也不危险，而且，让我们就所发生之事表达意见，而不是凭空乱猜，我们也会感到更加安心，假如男人们能够承认这一点，那该节省多少宝贵时间啊！此刻，我得想法让他开口，带着无所谓的神气，特别小心地不要令他意识到，他的精神状态有多糟。

终于他对我讲述了，只讲了一点点：那位警官把他当谋杀犯对待……我的感觉也一样，像是胃上突然挨了一拳。我什么也没说，当时不是适合说话的时刻。但是，我却感到了体内爆炸般的恐惧。就是这个，是对它的糟糕预感让我在那事发后的第一个夜晚无法入睡。我提前感觉到了。一切都会向坏处发展。既然他们无法追究樊尚的母亲，就转向了支持她的弗雷德……

好啊，事情是这样了，我从第一夜起就感觉到的东西，此刻他终于逐渐领悟了。他不停重复：

"我陷到什么里了？究竟我陷到什么里了？"

我看出他心神一片混乱，却不知道如何帮助他免于惊慌失措。他的状态如此之糟，这让我心慌。

弗雷德是个梦想者。他以为，只要按照应该的那样把事情做好，并且满怀着诚意，就不会有坏事降到他身上。我旁观了围绕樊尚所发生的一切。他估量了正反两面的理由，倾听了各方的意见，包括我的意见，虽说我不得不表达得强烈一些，以确保他真的听清楚了。然后，他按一贯作风行事——做出了一个在他眼里最人道、对他的患者最公正的决定。至于继接而来的后果，随它去吧。

和这样一个男人一起生活，真的很耗人。耗人，但我却也因此才爱他。他固执并且富有胆量；诚实，不能忍受任何不公正。他其实无须向我说了又说，以便让我明白：玛丽·安贝尔如何强烈地震撼了他，他绝对无法袖手一旁，让这个女人独自去设法对付那一切。

我已然清楚，弗雷德会挑起担子，以便保护她。另外，虽然这使得我们的生活变得颠倒混乱，但是，假如他对她放手不管，我其实反而会感到糟心……

不出所料，他担下了一切责任，无视由此将会触发的一切。而当那位可敬的警官让他睁开眼看清情况的时候，他就完全蒙掉了。

第二次传讯是在接下来的那个星期，我不记得是具体哪一天了。那时，检察官断定有必要敲打他一下，就公开宣称，弗雷德不仅拔掉了樊尚的呼吸机，另外还给他注射了一种致命的药物。一直把自己的人生在努力挽救其他的人生当中度过，对这样的一个人来说，被断然地作为杀人医生对待，那是无法忍受的。

对弗雷德所能做的最坏的事，就是暗示，他是个劣医；他把工作做得很差；对于那些交他负责的人来说，他是个危险人物。而且，我非常相信，在一切后果之中，这也是人们可以对我做下的最坏的事。我旁观着他工作了十五年，他一心一念只有患者。有时这会与我那小小的家庭机制发生抵触，因而令我恼火，虽然如此，我还是非常清楚，也正是因此我才爱他。把他当做杀人犯，真是卑鄙之举……

这件事对全家人来说都极度之糟。克莱尔一旦在电台广播中听说他被指控为犯下有预谋的谋杀罪行，就立刻流着泪给家中打电话。然后是玛蒂尔德，极度惊慌。至于男孩们则一如既往的留意不要流露出任何不安情绪。可是，我在内心里了解他们。他们一点也不平静，一点也不……

我呢，这下把我彻底击倒了。我费力试着不让心情有丝毫外露，一边继续让家庭运转，一边稳定住自己，以便没人感觉到异常，但是，我就是做不到。他们才一转身离家，我就会蜷缩在沙发上，想着我们可能的遭遇而备感惊恐。我试过抗抑郁药物，效果却是更糟。仿佛生活已经停摆了一般。

一幕幕在我眼前浮沉：弗雷德被禁止行医，投进监狱，判刑；家庭解体，孩子们的学业中断，房子被出售，我们的全部生活毁于一旦。

在我眼前，整个世界，属于我们的这个世界，如此珍贵、甜蜜、活力四射的世界，灰飞烟灭……

从最初的日子起，笑声总是能让我们更紧密地共度一切冒险经历。但，在这件事上，再也没有一丝笑容了。始终没有。不停地争辩，每个人都关在各自的焦虑当中，无法再互相分担。再没有了快乐，再没有了游戏，再没有了会意的眼神，再没有了温柔。只剩恐惧与不安，就像一道铁幕拦在他和我之间。我们的全部生活只剩下一个晦暗、沉重的焦点："案件"。一项项的法庭程序；等待预审法官的传讯；律师们的策略；声援的来信；请愿；采访；花在打电话上的一小时又一小时……

就在那个秋天的一个晚上，在离开医院中心的时刻，他给我打了电话。他的声音听去异常地没有生气。

"我不舒服，玛丽。我受够了，受够了这一切……"

"这很正常，你饿了。尽快回家吧，路上可要小心啊……"

我急于让他回到家里。我感到他的无措与空虚，以及绝望。在他的声音里，我听出有什么东西不对劲。

"路上可要小心啊。"我自己说的最后一句话像回声一样，持续地发出回响，直到我领悟过来。在这一刻，怒气攫住了我。他不会那样做吧？就在现在，撒身而去，丢下我们，丢下我？他不会给那些懦夫和傻瓜们以口实吧？在已经勇敢地发出声音之后，却又沉默？不是去搏斗而是远远避开？在我们所有人，绝对地是所有的人，都需要他的时候，却松手放弃而离去？

我驾起我的车，飞驰着去与他会合。我清楚，此刻是争分夺秒的形势。需要我去找回他，尽快地，并且，不管他要干什么，我都要制止住。

需要我去告诉他，我爱他。

夜色降临了。我认出他的车灯光，在前边很远之处。我用自己车上的灯光向他打招呼。两人都在侧道旁停下车，以便谈上一会儿。然后，我们回家了。

几个月之后，他向我吐露，那时，他正向着家的方向行驶。他加速，再加速。只要出现一个转弯，或者一棵树，他就会飞升而去。离开我们。

　　　　　　　　　　我不是杀人犯

十七

我的"罪行"

我不是一个杀人犯。依靠着科学配备给我们的所有工具，我的生命就是在与死亡的斗争中度过。不久，我从事这个行当就将满二十五年了，但我并没把此事看得多么了不起。救了多少生命？丢掉了多少生命？我不知道。这样的问题是荒唐的。

依据法医的鉴定，以樊尚的条件来看，没有任何迹象显示他会马上死亡，而检察官的起诉正是以法医鉴定为依据。他的机体看起来已然经受住巴比妥酸剂的侵害。尚需等待对尸检报告的一次深入研究，以估量在抢救开始前的几个小时里血压下降对脑部造成的伤害程度。不过，在关于患者存活与否的预后诊断上，我的这位同行非常明确：樊尚本来能够战胜毒药的作用而存活下来。是我注射的那一针氰化钾杀死了他。句号。

这不过是一份报告而已。可是，正是依靠这些文件，检察官起诉，预审法官进行预审，立法机构制定法律。冷冰冰的、技术性质的文件，其中仔细描述着那被抢救的人体的信息。还在跳动的心脏。运作不辍的血液循环以及仍然能够从中吸取氧分的肺部。尚未遭任何致命伤病触及的消化系统。显然，从解剖的角度来看，这是一台已然损毁的机器，可是却又保持着足够的功能，足以让一位法医认为其是可存活的，须知，法医的工作本来乃是检验尸体以辨明其状态。

樊尚的状态是可存活的，也许吧。但是，他是生存着吗？

我们怎么能在评估一位患者的健康状态时，完全忽略他头脑中发生的一切？怎么能仅仅以死亡为出发点来估量生命的能力？哪些迹象可以把一个带有如此强烈的想死的愿望的人体留住？是否应该任由樊尚呼吸室闷，直到他的机体呈现出鲜明的缺氧迹象，以便法医能够在其报告中将之记上一笔？是否我应该任由他死于窒息，以避免被我的同行指控为谋杀犯？

对那些不可以科学地加以计量的东西，一个医生如何能眼皮都不眨一眨地加以否定？怎能不把情感、痛苦、向往考虑在内？怎么能把我们的人性的部分遗忘到如此的地步？

我知道，那不过是一份报告。但是，我这位同行那强悍的、专断的结论如同判词一般清脆响亮，把我直接归入杀人犯的行列里。在薄薄的几页里，樊尚不再是个"人"，而是一具机体，被我任意地中止了其生命。全不考虑他的经历、他对生存曾经的向往。为了让他摆脱昏迷而长达数月的抗争；她母亲的奋斗，所有那些希望和绝望；一个健康与坚强的心灵慢慢了悟其命运之所趋，并选择拒绝的整个历程，全部都被忘记。被他最终说服同意其离去的整个一个家庭的自尊、勇气与爱意，被一笔勾销。为了这趟路程做准备的那最后几个星期，以及当得知终于将很快启程之后重新获得的安宁，都遭到无视。

就仿佛所有这一切都不曾存在过。就仿佛患者们不能够一样参与篇章的书写。就仿佛,他们拥有生的权利,这就一劳永逸地剥夺了他们死的权利。

不辞辛劳写信给我以表达支持的医生不计其数,其中有一位的信文写得很美,以如此的语言结束道:

> 正义是一部文本的历史,医学则是为人类的一桩事务。

时机已经成熟,大家应该承认,不能再任由检察官与法医裁决这类问题。也需要向医生们,还有心理学家、哲学家、政治家、各类协会组织、患者以及患者家属,进行征询。向公民们,向人,进行征询。让活人进入辩论,倾听他们在死去之前要说出的话。

我真正的罪行,是把我们很多人都低调实行的事高声说了出来。在这个不再想见到死亡的世界里,人们也不再谈论它。大家都欣慰于人类的智慧发明了帮助生存的机器。有医生在那里插装呼吸机以避免一个人死去,这让所有人开心和轻松。但是,没有人问自己,以什么权利可以这样做?

当一条生命离去之际,我们自作主张地将其维持住,这时,这条生命属于谁?对于那些在路上遭遇车祸的人,是以什么名义,我们阻止其死去?当一个胎儿显示出残障的迹象,于是施手将其终结,当我们让受到致命伤害的机体维持着存活,当我们阻止疾病的恶化,当我们让停跳的心脏重新起搏,当我们救活一个自杀者,这些时候,我们都自以为是谁?

生命究竟属于谁?

非常显然的是,生命并不属于医生。它也同样不属于检察官,不属于不管什么教派的传教士，不属于政治家。同样明确的是，生命也不属于维持活命的仪器，而有时我们却以非常荒唐的方式死死地拴吊在这些仪器上面。

所有这些仪器被发明出来，是为了阻止人死亡，是用在医生调动一切必要手段救人的时候，是用在机体以自主方式复原存活能力的时候。经常，这行得通。但是，当行不通的时候，就得通过卸撤掉这些仪器来加以解决。一个插上了呼吸机的人，只要仪器继续工作，他就绝不会停止呼吸。于是呢？该怎么做？

应该坦白实情，虽说这会给我们造成麻烦：在很多情况下，重症监护部门里那些插满了助活仪器但却死去的人，是由于在某个时刻，有人做出了不再用那些仪器维持其生命的决定。

并且，这还不是全部。一旦决意停用这些仪器，会发生什么呢？在电影里，荧屏上的星辉亮光停止闪烁，患者吐出最后一口气，终获宁和。在一则报道樊尚的电视新闻中，我甚至看到这样的场景，在医院的一个病室里，一个电线插头被从电源插座里拔出来。本集结束！假如真是这么简单就好了。

实际上，现实要严酷得多。最常见的情况是，患者变得难于喘气。他将死于窒息。他会死去，这毫无疑问，但不是马上。窒息，这需要时间。人类的身体不会那么容易就让步，它会反射性地挣扎，寻找它所需要却无法获得的氧气。

在某些部门里，当"这事"发生的时候，病室的门会被关上。有些时候，觉得眼前情势难以忍受的护士会去请求医生"做些什么"以让"这事"中止。有时，医生会回答她们说，"做该做的事"；有时，则是他亲自去"做"。

那么，死亡，它又是属于谁？

我不是杀人犯

属于我的生命，面对的则是这样的现实：在我们这个部门里拥有着各种高精仪器，这些仪器有能力把患者的生存延续相当长的一段时间，尽管如此，在托付给我的患者当中，还是有 20% 会死去。我们用心关照这些患者及其家人。我们试尽所拥有的办法以挽回他们的生命。一旦所有的可能性都已用尽，我们已没有任何治疗计划可以提供，就会以尊敬和关心的态度将这一情况通知患者家属。

针对这样的一个时刻，没有处方，也没有固定程序。更没有模式化的话语。同样没有事先拟好的言辞。唯一存在的，是自从患者达到以后，在我们这些人当中创造出来的种种联系。是我们互相交换的话语与沉默。是微笑，希望，鼓励的眼神和同情的手势。是我们理应给予他们的关心。是他们回馈给我们的信任。还有对他们的漫漫历程的绝对尊重。

我们带着耐心，安静地陪伴他们，度过必需的时间，直到他们明白：尽管有那些仪器，自己家的患者还是没有起色，并且，一旦离开那些仪器，他就无法继续活下去。

直到他们为让他离去而做好了准备。

于是，作为一个团队，我们做出卸除仪器的决定——在我们的行话里，称之为"停止积极治疗"。

剩下的就是实施这个严峻的、无法回逆的医学行为。我认为，应该是由我，部门的领导，来担起这个职责。于是我来到患者身畔。一位护士在我旁边辅助。然后，在患者病室的私人化氛围中，我将患者与维持他生命的仪器相分离。

假如他显出一丝痛苦的迹象，我都会像任何一位医生一样做出反应——我会向他提供援助，用自己觉得最适合其情势的一种药物给他注射。既然已经没有其他努力可做了，我就会尽自己所能，陪伴他度完那从生向死的过程。

这个行为并不是个平常的行为。必须由自己来这样解决问题，这让我感到憎恶。可是，对于我们曾经竭力营救的患者，这乃是必须为他做的分内之事。完成这一行为，一如所有其他满带着尊重与尊严的医疗行为，于我，是尽自己的本分。

这样的说法是虚伪的——是我做出了这样的行为，因此我就得为之负责。在我之外，很多人也都在这样做。他们也不比我有更多的选择，原因很简单，我们职业的一部分就由之构成。

为了保护我们，也为了回避现实，于是，针对"被动性安乐死"——也就是卸掉仪器，让造化来行动——与"主动性安乐死"——不仅停止积极治疗，必要时还会伴有注射药物之举——二者之间那些灵活微妙的区别，掀起又一场争论，是毫无用处的。对于那灌入针管的药物的性质含糊其辞，也是毫无用处的。甚至，讨论安乐死都是毫无用处的。

我们不是在谈论死亡与濒死期吗？让我们正视之，并自问，当其无可避免之时，怎样才能将之化解到最为轻柔？把患者放置在这种争论的中心位置，然后，斟酌怎样才对他是最好的。没有任何医生会高兴让死亡占据上风。但，一旦是它占了上风，出于什么理由，不对它的残酷性做一些消减，既然我们有这个能力？

我的想法是，就我来说，我的生命属于我，除了我之外，没有任何人有权利为之做出决定。我同样认为，我的死亡属于我，当出于情势所迫，而我已无力自己来完成时，如果有一位同行以慎重与善意的态度来帮助我不感痛苦地面对死亡，那么，我会很感宽慰的。

在法国，每一年，都有15万个患者被卸除掉帮助他们存活的仪器。15万例缘于故意的死亡，并且是出于医疗团队依据合议制而做出的决定！

如果按照刑事法典，对此将只有一种答案，那就是有预谋的谋杀。不过幸运的是，很少有人因此而遭到诉讼。

也就是说，15 万宗的杀人犯都处于自由之中。

由此可见，法律实在有必要改进。

是时候了，这个国家的检察官们应该醒悟到：卸除掉一台仪器，并非必然就是一种罪行；在做此行为之前，先与所有相关的人进行探讨，也绝对不构成罪加一等的一个因素；对一位不可能活下去的患者，留心让他有个柔和的终点，这无论如何都是尊敬与人性的明证。

一位医生可以伴随着死亡，却并不是个杀人犯……

十八

死亡擦身而过

一天，托马斯忽然皮肤发黄。就像我父亲当年那样。

那是在 2004 年 1 月，樊尚死去的六个月以后。他刚满 14 岁。我们是如此地专注在樊尚一案上，以致竟然对他没有丝毫注意。玛丽的一位女友承担着开车送他去上学的任务，最终是她提醒了我们，还直为自己多管闲事表示歉意。

猛地一下，我们看清了现实：我们的儿子几乎没有食欲，面色十分糟糕，皮肤和眼白都发黄。他生病了。

第一批化验结果证实了我们的担忧。托马斯身上有什么地方不对劲。

整个生活都停滞了。世界停滞了。我的心停滞了。眼前浮现起我的父亲，浮现起他临终的过程。难以忍受的痛楚。死亡。经过肿瘤部时，会看到那些被死亡所侵噬的幼小的孩子们，此刻也浮现在眼前。被病魔击垮的孩子们。以惊人速度在儿童体内扩散的癌病。双亲的深渊般的绝望。还有玛丽·安贝尔的目光，无时无刻只映现着樊尚。

可能失去我的儿子的恐惧，是那么的让人惊慌，心神缭乱，那么的可怖。

就这样持续了两天。直到化验表明，对，托马斯是病了：不过，不，情况并不严重。我们沉默寡言的小男孩，一言不发地目睹着他的双亲为了樊尚一案不停争吵，在六个月里积累起来的恐惧和焦虑引发了激烈的身体反应，仅此而已。

我经常与死亡擦肩而过。但，还从来没见过它竟是如此的靠近。

十九

在生命之中

奥雷莉希望成为一名舞蹈教师。她可爱迷人，仪态优雅，天资聪颖，生活铺展在她面前，引导着她去实现梦想。那个夜晚，她刚刚和朋友们在一个夜总会里疯狂地跳过舞。对驾车的男孩，她并不太熟识。她不清楚接下来发生的经过。

C4。C 是指颈部，4 意味着第四节椎骨。奥雷莉的脊髓恰恰在这个紧要部位被切断了。在目前，针对骨髓的外科手术办法还不存在，没人知道如何修复脊髓。奥雷莉不再能行动和动作，并且，终其一生都将依靠一辆电动轮椅来移动，还要凭借一具携带式仪器才能呼吸。嗯，这两样都挺讨人喜欢。甚至，还有心钟爱上耐尔·杨和本·哈珀的陈年老音乐——我亲爱的小孩子们这样称呼，当没人在场反对时，就陶醉入神地倾听。当她在部门里度过圣诞节的时候，我送她几只玩具熊作为节日礼物，她也一直摆放在病床上。

奥雷莉是个富有生命活力的、勇敢的女

　　　　　　　我不是杀人犯

孩，被充满爱和拼搏精神的家人所包围，以她一切残剩的手段紧紧抓牢着生活。我们所有人的工作，就是无条件地帮助她保持继续生活下去的愿望。

至于樊尚，他不复有这一愿望。能够将如此想法表达出来的自由，哪怕是以疯狂的努力为代价，几乎就是他唯一剩有的自由，因而如此珍贵。那么，假如有一天，奥雷莉、艾尔温、迪迪耶以及其他同样富有勇气、我也得以与他们的经历相伴的人们，他们也感到厌倦了呢？如果他们像樊尚一样，当每日每时都只是在向着万事逆己做抗争，他们决意择取不如此的自由？如果他们希望，不用再忍受对他人完全的依赖，不用再忍受无法行动的身体、痛楚以及没有空间的未来？

如果那些忍受退化性疾病的人，那些晚期阶段会长达数月的癌症患者，以及其"临终阶段"还很漫长，但又无可救治地处于残疾、瘫痪、呼吸困难、身体状态不断恶化之中的这一个群体，如果这样的人不希望忍受濒死时的那一段最后时光，哪怕是在高效的临终关怀当中得到很好的陪伴，他们也不愿意？如果他们希望，能够在一个对他们来说合适的时刻决定自我的解脱？

法医对此仍将是很明确的：所有这些人中，没有一个是在生命的终点上。因此，从法律角度来说，摆在他们面前的只有一个解决手段：满带着勇气与坚定继续吃苦受罪。依赖着他人，直到彻底耗尽他们自己的机体，并耗尽其他所有人的善心。就得屈服于不再拥有、永远地不再拥有任何自主能力，另外还要尽一己之所能，独立设法让自己在随后的年月中仍然有继续活着的意愿……

在法国，法律十分清楚：生命属于个人，唯有个人有权利对它进行安排。具体来讲就意味着，自杀并不被禁止，但是，严格地仅限于那些在生理上具备此能力的人。任何人都不被允许动手结束他人的生命，即使是他人请求的情况之下，也不可以。自从死刑被废除之后，不管是以什么理由，都没有人再有权利以合法的名义杀死他人。在大多数情况下，这固然是个好消息！可是，在樊尚、奥雷莉、艾尔温以及其他很多人的情况里，这却等于地狱的开始。他们希望安排自己的生命，可却不拥有任何物质方面的手段来将之终结。又不允许任何人就此事帮助他们……

在瑞士，尽管安乐死也被正式禁止，但樊尚仍然会有一个解决办法："受助自杀。"新出台的法律进行了调整，以使得医生在任何情况下都不可以"给予死亡"。相反，当一位程度严重的患者提出结束生命的要求时，医生有权向这位患者提供帮助。他可以供应一种致命的药物，并准备好用于注射的针管——这一切必须在第三者面前进行。但是，必须是患者亲自按下针管的推柄，如果患者的状况使其无法完成的话，那么，必须由第三者出面按下针管的推柄。另外还有一个解决手段，由医生为患者开出药物的处方，但绝不直接参与，而是有一个组织被正式授权可以接收这一处方并帮助患者实行自杀，该组织以该药方为凭据取得药物。这个组织在苏黎世拥有一处特别布置过的居室，用以接受患者以及依他们所愿陪伴前来的人，以便患者可以在一个适宜的地方、在最好的条件下安静地死去。这些受助自杀事后都要详细上报相关的权威管理部门。

在比利时，事态的进展正好相反。从 2001 年以来，在非常特别的几个案例中，法律批准医疗手段的自杀。因此，应该是樊尚的主治医生，此外没有任何人可以给他做那致命的注射，在事先，还要按照检察官出具的信件亦步亦趋，最微小的细节在这封信中都被顾及到：樊尚作为意识清醒的成年人，应该向医生清楚表达其"无法忍受的痛苦"，并与他一起辨明其状态为已无望痊愈的性质。经过几次这样的见面之后，还得由另一位医生来对这一事态加以核实，特别是要参考一直跟踪樊尚病情的医疗团队的意见。只是在这时，主治医生才可以施行注射，然后向一个委员会正式报告樊尚的受助自杀，而该委员会则负责对档案加以审核，检查是否每一道程序都被严格遵守。

在荷兰，事情的过程与比利时大致相近，在最近十年以来，安乐死是以不规范的方式进行，但从 2000 年起完全合法化。

在西班牙，从 1995 年起，根据一起司法判例，如果一位患者的病情确定无望治愈，且引发持续的、难以忍受的痛苦，而医生同意了他"坚执的、反复的"要求，那么，该医生不再会被起诉为谋杀犯。

这就是说，在某些文化与我国相近的文明国家，思想观念已然愿意随着进步而自我调整。法律曾经正式禁止并严厉惩戒一些医学新实践——比如，有一段时期，给避孕或堕胎开处方就在此列——但是，法律也能够自我调适。 出于医学上的理由，遵照一个人的愿望，考虑为其提供医学的帮助以结束其漫长的苦难，不应再被视为犯罪。在严格规范之下的援助应该成为可能。这样，医生们就不必再缚手缚脚地偷偷行动，还冒着被指控为凶手的危险……

但是，在我们法国这里，正如在德国和英国一样，樊尚没有获得一种解决办法的权利，只有认命。而肖索依医生只有两个选择：要么将樊尚救离昏迷，结果便是任其关在他的那个牢狱之中；要么帮助他结束其漫长的苦难，而医生自己则有陷身牢房的危险……

另外，对其他的人，那些同样钉牢在痛苦之床、无意识之床上，甚至没办法叫停的人；那些遭受事故或者疾病而被永远剥夺了说话能力的"长期住院者"；那些甚至无法眨眼、无法移动右拇指以指示字母的人；那些被沉默永远地锁闭，甚至无法说出"到此为止吧"的人，又该怎么办呢？

在比利时、瑞士、德国、奥地利、丹麦、西班牙和英国，当一位患者不再有能力用语言自我表达的情况下，其写就的愿望也受到法律的保护。人们称之为"生命遗嘱"。其依据的观念很简单，任何一个完全拥有自己能力的成年人都能够在白纸上写下黑字，能够在一份有两个证人签名、随时可以撤销的文件里写明，一旦被事故或者疾病剥夺了所有表达能力或意识能力，自己所希望被对待的方式。此人的愿望必须被尊重……当然，是在法律所允许的范围之内。

观念很简单，但其实没有这么简单。首先，它假设，人们愿意掌控自己的死亡的前景。人们承认死的可能到来，并且对之清醒得足以把自己的相关愿望写下来。但是，在这个人们只是"消失"而不是死亡的世界，要做到这一点，就已经很难！

继而，如果一份"生命遗嘱"所要求的行动为法律所禁止，那又怎么办？如果在一个国家，清醒的患者不可以让医生用注射来结束其痛苦，那么，又怎么能承认一个失去意识的患者有这个权利？目前，在法国，"生命遗嘱"仅仅能够明确一个坚定意愿，即不要医生过度抢救。可是，在大多数的医疗单位，很久以来，医生就已经是仅仅根据合理性来努力了……

樊尚用尽心力，凭他的手指，写成了长达 200 页的类似生命遗嘱的作品，还在书店出售。他是再清楚不过，究竟出于哪些理由才想要断送自己的生存。然而，一位法医与一位检察官还是要指控我为杀人犯……

对我来说，生命遗嘱是个很好的主意，因为它巩固了我的决定的正当性——我尊重了自己患者的愿望。樊尚著作的所有读者都可以为此作证……我们中的每个人都该写下自己的生命遗嘱，不必非等到相关法律降临之后！虽然在目前这样的文件还不具备法律的价值，至少，在患者一旦失去意识或者无法交流的情况下，它们能让医生清楚了解该患者的意愿。它们还能以明确的方式支持家人们的要求。特别是，它们赋予了患者即使在被剥夺表达手段的情况下依然做自己人生主角的自由……

即使还没有获得法律的承认，但是，我相信，生命遗嘱是个好主意。这样一种方式使得每个人都花上些时间思索，在不能选择的情况下，自己的终点该是怎样；这样一种手段让每个成年人都要着手处理自己的死，一如处理自己的生。同时，也就不再把制动权撒手留给他的家人、医疗团队，甚或留给一位检察官……

二十

樊尚，威廉，希波克拉底

至于其他事情呢？

听来真是疯狂到极点，在樊尚死去已经一年之后，调查还是没有结案，我也不清楚自己将会被当成什么对待：罪人？清白无辜？好医生？杀人犯？自由？无期徒刑？

一方面，是那位警官和司法官员们，依据法律来对谋杀罪行加以预审；另一方面，是我的同行们以及医师协会委员会，他们则以希波克拉底誓言的名义支持我。我从来没有忘记自己曾经宣诵那个誓言——任何医生都永远不会忘记：

值此被准予行医之际，我保证并立誓，将忠实于荣誉与正直的法则。

我的首要关切将是恢复、保持并促进健康，包括其任何一个方面，无论是涉及生理与心理，还是涉及个人与社会；

我将尊敬一切人，尊敬他们的

我不是杀人犯

自主与意志，绝不因他们的身份与信仰而有所歧视。当他们的正直或尊严被削弱、处于危险之下或受到威胁的时候，我将为了保护他们而出手干预。即使在威胁之下，我也绝不将我的知识运用于违反人道法规之为。

对于经过深思熟虑的决定、其理由与后果，我都将让患者知情。我将永不辜负他们的信任，也绝不利用环境所赋予的权力而胁迫他人的意识。

我将为贫穷之人以及任何向我伸手求助的人提供救治。我将不会任由自己被渴望胜利以及追逐荣誉而驱使。

一旦被接纳于人们的私密生活之中，所有吐露给我的秘密，我将决不泄露。一旦进入家宅的内部，我将对家庭隐私谨守敬意，而我的行为将不会与败坏道德有涉。

我将为减缓痛苦而尽一切力量。我将不会不适当地延长濒死期。我永远都将不会故意地引发死亡。

为了履行我的使命，我将保持必要的独立。我将不会从事任何超出我治疗能力的行为。我将保持并完善这些能力，以便让需要我提供的服务得到最好的保证。

对于处于逆境中的同行以及其家人，我也将提供帮助。

如果我忠于自己的誓言，愿人们以及我的同行们给予我尊重；如果我未能守誓，则愿他们贬损我与蔑视我。

虽然是问世于大约公元前 400 年，其内容却一次次地被重新梳理，这里所引述的版本乃是 1996 年经医师协会委员会认可的一版。这一誓言，不仅仅是一个行会的古老传说的最后遗产，医生们将之保存了一个又一个世纪，作为认知的标记。至少，对我来说，要比这多得多。我曾发此誓。即使那时我作为一名成人还很年轻，但是，我确实是在全体同行面前做出了一个人的诺言。我已经接受了一个责任，而那代表着承诺护治我的同类，带给他们帮助，以及把别人传授给我的知识用于为他们服务。

我立下了一个誓约。一个誓约，这并非小事。

而我一直践行无违。

死亡从来都不是由我们引发。而是事故，疾病，衰老。是命运；是生活。至于我们，我们接治那些生命岌岌可危的人，并保证运用我们所拥有的全部手段去恢复他的健康。

在公元前 400 年，希波克拉底是与宗教信仰和迷信做斗争的最初的科学家之一，以赋予西方世界这样的观念：医生的首要之务，是掌握一位病人生命中的各种具体、清晰、可测量的因素，由此做到正确了解其健康状况。那是一个充斥着宗教以及各种各样的神并为之所支配的世界，置身其中，他却有着这样的信念：为了改善人的状况而学习，深入，取得进步，发明，乃是人自己的事务。

我们是由那里而来！二十五个世纪的探索，进步，失败，摸索，前进……

也就是在七十年前，抗生素还不存在，人们始终不懂得如何制止败血症。女性们死于生产。事故受害者和战争中的受伤者遭受坏疽的重创，在悲惨的状况中被夺去他们的性命。疯人们被捆绑在床上。接受了手术的人几乎无法入睡，并很难醒来。

也就是在七十年前，樊尚驾驶汽车并撞入一辆卡车之下的情况，是很难出现的。不过，如果真有这种事情，那么，他会立即死在公路上。如果是在三十年前，情况也是一样，甚至在十五年前大概也是如此。

自希波克拉底以来人类所经历的进步，最终却将人类反超了。今天，我们移植心脏、血管以及肝脏；我们植入胚胎；我们能够了解胎儿在子宫中的发育情况；我们在伤者身上"制造奇迹"……进步推动死亡的边界后移，而就在不过是几十年前，本是死亡代替我们作为决定者。

时转事移，法律就该随之调适，一如它已然根据例如避孕技术的进步、基因研究的进步而做出调试，不过，这一调适同时还应以道德的衍进为依据。离婚已经不在被禁之列。自杀、同性恋也都不再被禁。当一位前法国总理的母亲在 92 岁高龄自杀，因为她宁愿自由地决定自己的命运，她也没有受到社会的唾弃。同样的，当一位女性决定堕胎的时候，也不再是可耻之举。祖父母不再生活在儿辈或孙辈的家中，而没人会为此震惊。女性有了投票权！而可怜的希波克拉底的古希腊语也不再被学习了！

所有这些事件看上去似乎彼此并不关联。但并非如此。无论事大事小，它们组建了今天的世界，我们生活其中的世界，并且，我们自己也是据之组建起来的。这些事件中的每一件，在某个特定的时刻，都曾遭大事渲染，并被视为丑闻。但是，不管我们愿意与否，这些事件中的每一件也最终都改变了我们思考与生活的方式。

这并不妨碍反堕胎者继续不去堕胎；反同性恋者继续坚执于异性恋；支持婚姻者不离婚；反自杀者继续活下去……在这个范畴，法律首先应该是不做丝毫的强迫，除非涉及到对于每个人的自由的尊重，以及对于所有人的自尊的尊重。然后，法律要规定界限，而这些界限理当与我们生活于其中的社会相协调。法律说："不要不合理的坚执。"可是，坚执于无视樊尚、奥雷莉、艾尔温以及其他那些人的生存状态，恰恰就是不合理的。让医生在法律的这一空白面前独自应付，也是不合理的……

我再次见到玛丽·安贝尔是在 2004 年 1 月。自从我在办公室里接待她，向她解释，我不知道樊尚是否会死去，但向她保证，我们不会过度执著于救治，自从那一天之后，我就再没见到过她。

在 1 月的这一天，我们在一起待了不短的时间。这是一个情感强烈的、亲密的时刻，属于她和我两个人。在那以后，我又与她多次见面。我们彼此熟识起来。她时不时地来我家吃一次晚餐。我们的孩子都很喜欢她。

让我们诚实到底吧，如果一个人身为医生，或者身为医生的孩子、兄弟、配偶、朋友，那么，死亡的问题呈现给此人的方式，会完全不同于樊尚与玛丽，即使其所引发的煎熬、焦虑、悲痛仍然会是一样的……

如果处在樊尚位置的是我的儿子，玛丽—克里斯蒂娜无需进行抗争，像玛丽不得不做的那样。我的任何一个亲人都永远不会处身在这个年轻人的境遇中，成为躯体的囚犯，渴望摆脱却找不到任何人来帮助他。樊尚和玛丽不得不大声呼求，直至演变成众所皆知的悲剧，而他们所呼求的东西，任何医生的孩子、丈夫或妻子都能够得到，根本无需向共和国总统求助，也无需惊动全法国的媒体。

在法律要求提供临终关怀之前，我的父亲就已经受益于此了，因为我有专业技能、也有物质能力将之提供给他。

在我的身为医生的朋友及同行当中，没有任何人的双亲是在经受连年累月的濒死期之后才离世，也不会死在一个没有人肯就停止治疗做个决断的部门里。

在我的身为医生的朋友及同行当中，也没有任何人困身在一种丧失生理能力的疾病中，严重程度足以使之终年卧床，没有行动或交流的可能，就这样耗上几年的时间慢慢死掉。

　　　　　　　　我不是杀人犯

如果有事故降临到我头上，我希望，他们中的任何一位都不要任由我困身在病床上，没有行动或交流的可能。

所有的医生都懂得，在没有其他解决办法的情况下，如何帮助人放弃生命。而他们中的大多数都承担起为他们的亲人或为自己扮演这个角色，在私密的范围里、远离法律的情况下。

那么，其他人呢？那些不是医生的人，他们怎么办？

自从法律赋予生存以临终关怀之后，人们似乎愿意承认，对于一个医生来说，动用一切手段来减轻其病人终世时的痛苦，并不是犯罪行为。他也不再有"超出合理范围"地执著救治的权利，不能拒绝考虑其病人的意愿。这一点甚至通过我们的医学伦理法典而得以申明。《希波克拉底誓言》里写道：

> 我将尊敬一切人，尊敬他们的自主与意志。

这就很具体地意味着，一位癌症患者可以拒不接受一种新的化学疗法，而宁愿决定放弃对癌症的抗争，在配备齐全的化学止痛手段的帮助下，安静地结束其生命。这也意味着，公共卫生机构应逐步地装备、组织起来以提供这一止痛服务，对需要的人来说，该项服务往往需要长达几星期，甚至几个月。

这也意味着，应该为了获益于生命而终结生命。

目前，法律只有一个悲剧性的答案——我们之外的其他人，"生命的希望"仍然存在的人，只有自己想法应付。寻找一个能够提供巴比妥酸剂的瑞士组织；希望得到的药量足够大，以便快速有效地解决。还有人有办法前往比利时、荷兰去寻一死，那里的法律准许在很特定的案例里由医疗帮助下的死亡。趁着还有自杀的能力就自杀，省得冒那样的风险，就是有朝一日心生此愿、也做好心理准备了却无法离去。或者向一位亲人求助，虽说此人既不是合适的人选也没那个专业能力，却让他来承受道德与心理上的压力，做下冒险行为，并且最终面对一位"将对谋杀加以预审"的检察官。也或者，彻底放弃对自己死亡时刻的选择，让疾病和痛楚去决定，有时甚至是无能为力地任由它们摧毁一切。

一些宗教人士和哲学家为如此的事实状态进行辩护。他们相信濒死过程具有赎罪的功能或者提供心理准备的功能，有时甚至还相信疼痛具有这些功能。对人想要彻底控制世界，包括控制死亡，他们持警惕的态度。他们认为，在这个事上，不该由我们做决定。他们有权利那样想。但是，对于其他人来说，该做些什么呢？

希波克拉底对此有非常清楚的回答：

> 我将尊敬一切人，尊敬他们的自主与意志，绝不因他们的身份与信仰而有所歧视。当他们的正直或尊严被削弱、处于危险之下或受到威胁的时候，我将为了保护他们而出手干预。即使在威胁之下，我也绝不将我的知识运用于违反人道法规之为。

真的想知道《人权宣言》对于一个公元前 4 世纪的希腊医生来说会代表着什么！不管如何，在两千五百年之后，作为一名法国医生的我没有背叛他立的誓言。我尊重了樊尚的自主和意志。当他的正直与尊严受到威胁的时候，我保护了他。我响应了他的求助声，并作出了对他最为有利的事。

我将为减缓痛苦而尽一切力量。我将不会不适当地延长濒死期。我永远都将不会故意地引发死亡。

我为减缓他的痛楚做了一切。我没有故意引发他的死亡；我只是决定不再不适当地延长他的濒死期，一如他以如此清楚的方式、以其所拥有的全部精力所要求的。

我为樊尚所做的，不过是沿循着自从领导这个重症监护部门以来一向的做事规律。我让人性的善意一面发出声音。我抢救了他，然后花时间了解其档案。我温习了他的故事，倾听他的亲人们的话语，估量他的治疗状态，然后，我把我的医疗团队召集到一起，以便集体做出决定。在他这一例情况当中，所有的人都做好了准备。在其他病人那里，情况却并不如此。只要并非所有的人——家人与医疗人员都包括在内——达成一致，那就什么也不能做。死亡从来不是紧急的事，它永远可以等待。毫无例外的，总会有那么一刻，所有的人都做好了准备。

樊尚之死仿佛一个启示。其所触发的所有问题，都是在向着我们所有人发问。发问不仅仅是针对病人，守在他们病床旁边的家人，治疗他们的人员，或者守卫法律的警察们，而是一样地针对每一个公民，即使死亡被从他面前隐藏起来，在他生存中的某个时刻，他终将不可避免地迎面注视死亡。

事件发生之后的那个夏天，我收到了接收 20 岁的威廉的申请。申请来自法国另一地区的一家军事医院。所有档案文件都是打印在带有军队部门笺头的纸笺上。威廉也是出了事故，像奥雷莉一样，所受之伤为 C4。脊髓受到了最严重程度的断损，此后绝对再没有行动的希望，甚至无法自主呼吸。

我们在部门里忙着准备迎接他，但是，一个电话打来，通知我们，威廉最终还是过世了。

　　几天以后，依照礼数的规矩，我收到了军界同行们的一份总结。在带有红、白、蓝三色笺头的纸笺上，白纸黑字地写着，完全清楚自身情况的威廉，多次地反复请求他的双亲和医生们"让他睡去"。这位同行写道，在与其家人磋商之后，又召集部门人员开了会，他决定接受这个年轻男子的请求。然后，这份总结明确记述，医生着手停止积极治疗，并伴以注射神经镇静药物的措施。

　　威廉死去了，如愿以偿。樊尚也许在这件事上起了某种作用。只有隐居者才会没有听说过安贝尔案件。在所有的重症监护部门里，它都曾经是被谈论的议题。在很多家庭中同样如此。

　　当威廉遭遇事故之时，极为可能的是，他周围所有的人，无论家人还是医护人员，都或多或少地知道樊尚的故事。他自己大概也知道——樊尚没比他大几岁，他不可能对这个年轻人的抗争无动于衷。他应该像我们中的很多人一样，曾经自问："假如是我在他的位置……"

　　其他的都与我们无关，重要的是威廉的经历，那些爱他的人的经历，以及带着尊敬与尊严救治他的人的经历。很显然，他们不再需要像玛丽·安贝尔那样，为了获得颠覆活地狱的权利，为了主要相关者的决定得到尊重，不得不惊动整个法国。很显然，医生们已经有了自由与勇气将之写入总结，黑字落上白纸，而并不担心因此而惹上麻烦。也是很显然的，任何检察官都不再有俯首关注这种档案的念头。

　　如果有人问我，需要哪些必要的条件才可以允许一项"终结行为"，我的答案很清楚：病人的利益，并且仅仅是他的利益，应该位于每一个决定的中心。做决定的永远该是医护团队，这该是一个互补的团队，其中每个人都被尊重，也感到被尊重；与病人家属有着直接的联系；如果病人能够自我表达，那么与病人也要有着直接的联系；安排给每个人以必要的观察时间，以便最终发表意见。另外，为了一切都清楚无误，应该是团队领头人承担最后的责任，并关照一切在没有痛苦、在尊敬与尊严中进行。

我知道如何在自己的部门里保障这些条件。但是，对于该通过何种方式在其他的地方也实现这些条件，我并无清晰的想法。不过，我认为，这一问题已是非常急迫地需要得到关注。

原因在于，在其他地方，事情并非总是如此地进行。已经发生了这样的事，有一个医疗辅助团队的人员明确地指责有些医生连续地对病人施加安乐死。甚至有一些护士诉说，他们曾接到某个不在场的医生的命令，要他们做死亡注射。人们谈到"星期日晚上的大扫除"，以便在星期一上午腾空出一些病床；谈到病人家属被误导，以便得到他们的同意……一个如此严峻的决定绝不能在一个风气败坏的部门里做出。结果永远会是非常可怕的……不管是哪一个医疗专业，只要行医时不是满怀着对病人的尊敬以及对他的尊严的关怀，那么医疗这个行当就会变成对于人类来说很糟糕的东西……

至于我，我相信，尊敬病人并关怀其尊严，是无可争辩的基点，对于我们为之激动的各种问题，其全部答案都必须植根于这个基点之上。不过，法律可以通过何种方式来保障每个医护人员都以此态度来从事其职业，对此，我没有任何主意。在医学院，我没有学到过任何与之有关的东西。是长期实践与作为人的生活经历改变了我，效果比任何正式培训都好得多。

不管具体内容如何，制定一条相关法律的全部困难在于，每个案件都是特殊的，每个故事都是独特的，但法律却要把这些特殊的情势加以普遍化。病人之间，病人家庭之间，医务部门之间，都互不相同。不过，说到底，是所有那些由于机缘聚集在一起的人必须共同地做出一个决定。因此，我们所需要的并不一定是一条法律，不过，我肯定，确实需要那么一两样东西……

首先，一个集体决定所体现出的意愿被解释成预谋，这是胡扯，也是残忍。它暗示着，对医生来说，躲在自己的角落里独自做出决定，不去征求任何人的意见，相比于在光天化日之下借助专业团队的帮助，要更为安全！这也就等于为所有的失控行为打开了大门……

继而，由于社会没有预备任何机构设施以提供帮助，并且，从医生、检察官到共和国的总统，或者因为缺乏勇气，或者因为缺乏手段，以致没有一个人施加援手，于是，让一个母亲被逼得独自去做出一个如玛丽·安贝尔所作的决定，这真是太残酷了。

最后，在一个自认已文明化的国家里，即使一位病人的意愿撞击着我们的情感或信念，然而人们竟无力对之加以考虑与尊重，这也是不正常的。我们的病人及其亲人中的大多数都是有责任感的成年人，至少该倾听他们，理解他们。

我是个医生，以尽可能的诚实完成自己的工作。我也是一个公民，而被其国家的司法系统指控为杀人犯。被动性安乐死，主动性安乐死，受助自杀……这是一场开放的争论，而我也有自己的意见要说出来。让人好奇的是，争论中，那个制造出无限恐惧的字眼却几乎从来不在言辞中提到。然而，这一切恰恰是关涉到"**死**"啊！

让我们谈论它，为之作准备，与之正眼直视，放弃那样的想法，以为这只是医生们的事务，局限在专业医科的厚厚大门之内。一个人在其生理和心理两方面都仍然完全健康的时候，恰恰应该思索其"生命终点"。即使这不是个让人开心的主题，但是，我们还是要趁仍然富有生命力的时候，与其他活人谈论自己所希望的死。例如，可以拟定一份生命遗嘱……

显然，社会必须就相关诸问题制定法律，并且关注让每一个人都根据自己的选择，在尊严中死去。

也许，法律需要改变，并且是很急迫地需要改变，以便在法国能够参照瑞士或比利时的处理方式，不再有其他的玛丽和樊尚·安贝尔困身在纠结难解的孤独里，肖索依医生们也不会再被指控为杀人犯。

非常肯定的是，必须要找到一种解决途径，让医生们不必再被迫秘密地完成一些行为，简直就像最坏的罪犯一样。

在我的考虑当中，如果我的生属于我，那么我的死也属丁我。陪伴我们的双亲直到最后一天，直面我们亲人的逝去，以及直面我们自己的终点，这一切都不可能是出于别人的施与。死亡，并非属于医生的事务，也非属于司法者的事务，亦非属于政府的事务。

死亡，首先是属于每一个人的事务……

致樊尚

我亲爱的樊尚：

每一天，我都想到你，每一天，人们也都向我谈起你。我并不认识你，然而，我却是那么地了解你。甚至可以说，有那么几个小时，你一度曾是我生命中最重要的人之一……

玛丽—克里斯蒂娜认为，世上没有偶然，假如你我的道路相交在一起，那恰恰是因为我已对此做好了准备。于是，就这样，我不得不经受随之的一切。我们所有的人都不得不经受。我其实本来可以很好地躲身而过，这一点，我不瞒你。其实，我从来也没向你隐瞒过什么。我并没有忍着不去指责你，有时这指责真是很强烈：你可是给我的生活添了一大堆的麻烦。

在此之前，我是一个外省的医生，很平静的，满怀着幸福的，在我全心珍惜的亲爱家庭、以真心与激情去从事的工作、尽己所能分享情谊的朋友们，还有打高尔夫球之间，周游回翔。对于高尔夫，我有时有点过于沉迷，这一点我承认。本是一种平淡至极的生活。

然而，就这样，仅仅在一年之前，你的轨迹与我的轨迹相交叉，并且，你还深深地楔入到我那快乐自得的小小世界之中……

我得到了成千上万的签名支持。记者，政治家，社会活动家，乃至所有的人，都向我询问关于安乐死，关于生命终结，关于受助自杀等等的看法。其实在我们的道路发生交叉之前，我对此并没有什么个人的看法。我只是满足于做好我的工作，做到最好……

你的死恰像一道启示。我并没有因之发生多么大的改变，但我因之而不得不把一向以来构成我的生存的一切，我本来无需谈论的一切，清楚地，明确地，付诸于语言。

首先，我明白到，对于这一生的生命，我是何等的热爱。

我也明白到，我是何等地热爱我的妻子和孩子们，为了他们，我可以搬山移海，正像你的母亲已经为你所做的那样。

我算了算有多少朋友，真正的朋友，于是领悟到自己是何等的为友情所环绕。我甚至发现了几个敌人，他们实在笨得可以，或者嫉妒得可以，竟至于以为我做那一切仅仅是为了上电视！

我也体会到，在我的医生工作中，病人始终占据绝对的中心，对于这一点，我是多么的坚持，以及，在普遍的意义上，病人始终居于医学的中心，是多么的重要。

我一直都明白，人们可以设法规避法律，同时仍然不失为一个诚实的公民。不过，我也领悟到，设法改变法律是一个远远地更为优佳的解决方法。

就这方面来说，形势看来倒也是在良好的方向上。如果一切顺利，在年底以前，事态就将有一点进展。一点，但尚不足够。

是时候了，我们最终该谈论死亡了，而不再把自己掩藏在言辞之后。

是时候了，如你这样的人应该得到其他的回答，而非："抱歉，我没有权利那么做。"

是时候了，我们该学会尊重病人的意愿，哪怕这些意愿对我们构成麻烦。

是时候了，那些没人知道答案或者没人愿意回答的问题，不该再被推卸给医生。

是时候了，法律应该停止惩罚那些怀着敬意与人道精神履行自己职业的人们。

严肃地为这一切寻找解决方案，更是不能再耽搁之事。我将去寻找，我们将去寻找。你的故事——我们的故事——已经促成了成千上万人的思考。我可以肯定，它已经帮助某些父母、某些医生在平稳的心态中做出严峻的决定。

再告诉你一遍，樊尚，我经常会想到你。自从你死后，还有其他一些人也死在我们这个部门里。像你一样，他们是在尊敬与自尊中死去。同时，也是在平静与安宁中死去，远离摄像镜头与众声喧哗。实际上本来就该这样进行，没有人受到惊扰。

就是这样，我亲爱的樊尚。我从来不曾与你对视，也不曾听到你的声音。可是，我希望，我的声音响应着你的声音，并混杂着其他许多人的声音，能够发出足够响亮的共鸣，从而移山填海。于是，当我们真正相见的那一天，不管是在天上还是在什么地方，我们都可以对彼此说，所有这一切并非全无裨益。

弗雷德里克·肖索依

于滨海贝尔克

2004 年 9 月

致谢

謝謝，道不尽的感谢……

自从樊尚·安贝尔与我的轨迹发生交叉，成千上万的人向我表达了他们的支持，有人通过发电子邮件，有人通过在请愿书上签字，通过各种具体的行动或者不声不响的小小表示。向所有这些人致谢，另外，特别要感谢——

所有曾经为救活樊尚而奋斗，并在随后为了给他提供一个生存规划而搜尽一切办法的医护人员。

克里斯泰勒，我不得不把她安排在第一线；弗朗索瓦丝，以及她始终如一的勤于职守；克里斯蒂娜，以及她不声不响中的高效率；支持我的每一名工作成员，有时，他们的支持默默无言，有时，却会不惜在一份发给媒体的公告上签名；埃里奥—马兰中心重症监护部的全体医护人员；我的医护团队，一个真正的团队。

洛朗·德格鲁特以及他所领导的奥帕勒基金会的行政委员会，毫无退缩地陪伴着我。

加莱海峡省医业公会委员会主席马克·比安古医生，以及医业公会全国委员会，二者都立刻站到我身边，充满勇气，毫不含糊。

我在重症监护专业和麻醉专业的同行们，特别是米卢斯医疗中心的弗朗索瓦·斯蒂尔勒医生，是他发起了《百人呼吁书》，最终收集到超过两千名医生的签名。

所有不辞辛劳给我写信的普通内科与专科的同行们，他们在信中也表达说，陪伴病人直到死亡，一样是我们这个职业的组成部分；UFAL 62 组织，贝尔纳·肖舒瓦，埃德加·富卡尔，M.梅西耶，他们提出的请愿书给我带来了数千的签名支持。

樊尚、菲利普、布里吉特、特德以及"必须起而行"协会的所有年轻成员，他们有着挪动大山的勇气，认为"发牢骚固然没错，但，行动更好"，并在整个法国北部，一路直至国会，在那些因听众爆满而显得太小的讲演厅里，争论——终于！——安乐死。

互联网英才让—弗朗索瓦和林德温，建立了一个声援的网页。

所有一度相忘的朋友，从小学同学到医学院同窗，却花时间与我重新联络并给我鼓励。

所有法国北部与南部的、曾经全力支持我们的朋友们。

我的两位律师安托万·迪波尔和贝尔纳·勒巴，他们很有勇气地忍受了我的冒失与暴躁脾气，同时，对于我情不自禁惹出的麻烦，还耐心地一一加以平息。

我们亲爱的朋友以及公关上的优秀建议者米歇尔和赛尔日。

我在楠蓬—圣—马丹的朋友和邻居们，他们的平静生活受到了搅扰。

我的母亲，自我出现在电视上以后，就让她流了太多的泪，让她遭受了太巨大的不安。

我的岳母，在 83 岁高龄，所需要的原本是有益健康的宁静生活。

　　我的妻姐和同行玛丽—乔，谢谢她每周二那健身清神的午餐。

　　我的孩子们法比安、让—埃里克、克莱尔、玛蒂尔德和托马斯，当时，我没有替他们考虑，就卷入了那一场"冒险"。

　　贝尔纳·库什内，一个我敬仰的人，并给了我为此书写序的荣誉。